抽动症儿童的养育手册

罗云涛 邓旭 主编

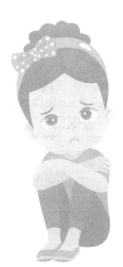

 黑龙江科学技术出版社
HEILONGJIANG SCIENCE AND TECHNOLOGY PRESS

图书在版编目（ＣＩＰ）数据

抽动症儿童的养育手册 / 罗云涛，邓旭主编 . -- 哈
尔滨 : 黑龙江科学技术出版社，2024.3

ISBN 978-7-5719-2192-7

Ⅰ . ①抽… Ⅱ . ①罗… ②邓… Ⅲ . ①小儿疾病—神
经系统疾病—防治—手册 Ⅳ . ① R748-62

中国国家版本馆 CIP 数据核字 (2023) 第 230507 号

抽动症儿童的养育手册
CHOUDONGZHENG ERTONG DE YANGYU SHOUCE
罗云涛　邓　旭　主编

出　　版　黑龙江科学技术出版社
出 版 人　薛方闻
地　　址　哈尔滨市南岗区公安街 70-2 号
邮　　编　150007
电　　话　（0451）53642106
网　　址　www.lkcbs.cn

责任编辑　刘　路
设　　计　深圳·弘艺文化　HONGYI CULTURE

印　　刷　哈尔滨市石桥印务有限公司
发　　行　全国新华书店
开　　本　710mm×1000mm　1 / 16
印　　张　10
字　　数　130 千字
版次印次　2024 年 3 月第 1 版　2024 年 3 月第 1 次
书　　号　ISBN 978-7-5719-2192-7
定　　价　45.00 元

序 言

　　抽动症是一种有一定遗传倾向的多基因遗传性疾病，遗传度接近 50%。抽动症与其共患病可能有相同的遗传起源、致病途径和潜在的神经环路，如最常见的共患病——注意力缺陷多动障碍，其遗传度为 55%~97%。

　　抽动症属于全生命周期疾病，大部分抽动症患儿的症状可以控制，部分抽动症患儿的症状会随着年龄的增长和脑部发育的逐渐完善减轻或缓解，18 岁青春期过后评估其预后，总体预后相对良好。大部分抽动症患儿在成年后能像健康人一样工作和生活，但也有少部分患儿因抽动症状迁延或共患病而影响工作和生活质量。抽动症儿童的预后与是否合并共患病、是否有精神或神经疾病家族史及抽动严重程度等危险因素有关。抽动症一般不会留下后遗症，但部分患儿可能出现某些部位的不适感或情绪问题。

　　抽动症属于一种慢性神经精神障碍类疾病，且很容易引发诸多行为问题。而这些行为问题的背后不仅是孩子的身体出现了问题，而且心理上也出现了异常。当孩子长期面临抽动问题时，由于家人的不解、学校同学的嘲笑，很容易产生自卑、自闭、情绪暴躁以及敌视心理。如果孩子长期得不到很好的疏导，心理问题就会愈演愈烈，抽动症状也会随之加重。因此，家长怎样帮助抽动症孩子应对不良情绪，并引导他们走向心理健康，就显得非常重要。家长是孩子最好的保健医生，家长也是孩子最终痊愈的坚实后盾。父母无条件的支持和爱，是抽动症孩子痊愈的重要条件。

儿童抽动症要做到早发现、早治疗。父母要调整自己的心态，当孩子出现身体不适时，可对孩子不适的部位进行按摩或热敷；同时要积极调整孩子的饮食，保证孩子的营养摄入；当孩子出现情绪问题时，要做好心理疏导，必要时应该咨询心理医生。

需要提醒家长注意的是，本书中所涉及的按摩、艾灸等保健措施和运动方法，要根据孩子自身的情况，在医生的指导下进行。

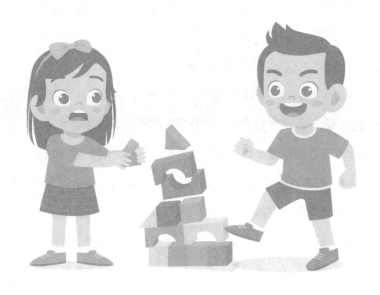

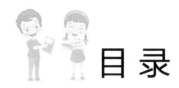

目 录

Part 1 揭开儿童抽动症的真相

Part 2　儿童抽动症常见问题解决方案

Part 3 抽动症儿童的健康饮食

Part 4 合理的心理疏导胜过药物

Part 5　父母是抽动症孩子最好的保健医生

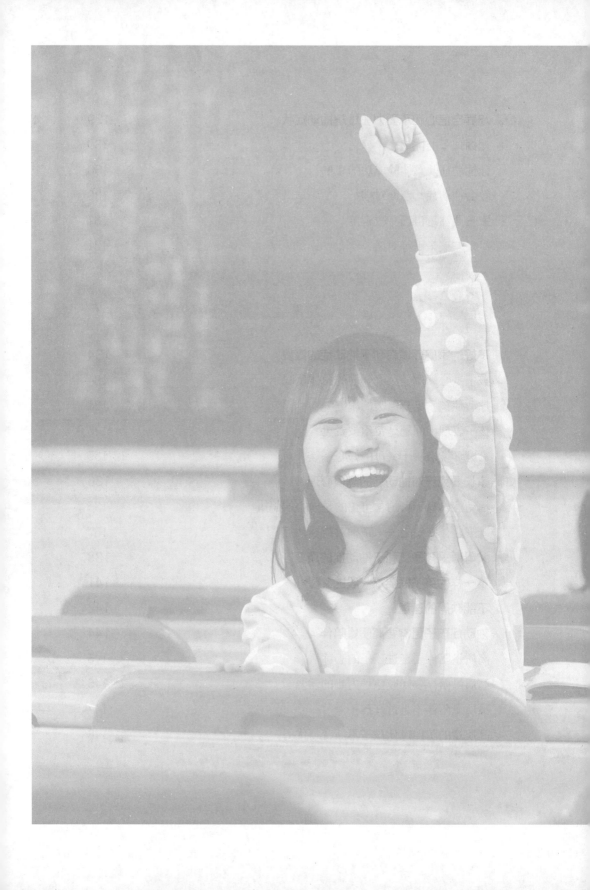

Part 1

揭开儿童抽动症的真相

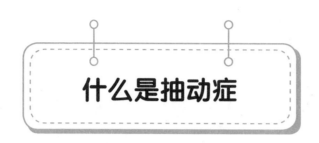

什么是抽动症

　　抽动症，又叫抽动障碍（tic disorders，TD），是一种起病于儿童或青少年时期，以运动肌肉和（或）发声肌肉抽动为主要表现的神经精神障碍性疾病。根据发病年龄、病程、临床表现分为短暂性抽动障碍、慢性运动或发声抽动障碍、Tourette 障碍三种临床类型。"tic"一词来源于法语"Tique"，原本的意思是"扁虱"，后用来形容扁虱叮咬牛马时出现的皮肤肌肉收缩现象。引申到人体，"tic"被认为是固定或游走性的身体肌肉群出现不自主、无目的、重复和快速的收缩动作。

▶ 抽动症的特征

　　抽动症临床以不自主、突发、快速、重复、无节律性的一个或多个部位运动抽动和（或）发声抽动为主要特征。

　　运动抽动表现为不自主的肌肉抽动，可涉及面部、颈部、肩部、躯干及四肢，具体表现为挤眉、眨眼、咧嘴、扭脖、耸肩、吸腹（腹部抽动）、甩手等；发声抽动表现为异常的发音，如吼叫声、呻吟声、秽语、干咳、清嗓、吸气声等。

　　抽动症状反复发作，有迅速、突发、刻板的特点，呈多发性、慢性、波动性，可受意志的暂时控制，也可因感受外邪、压力过大、精神紧张、情志失调、久看电视或久玩电子游戏等因素而加重或反复。有的还伴有情绪行为症状，如急躁易怒、胆小、任性、自伤或伤人，也可共患一种或多种心理行为障碍，如注意缺陷多动障碍、强迫障碍、焦虑障碍、抑郁障碍、学习障碍、品行障碍、孤独症等。

抽动症多数起病于学龄期，运动抽动常在7岁前发病，发声抽动多在11岁以前发生，男性学龄儿童患病危险性最高，男女性患病比例为（2~4）：1。部分患儿至青春期可自行缓解，有的患儿症状可延续至成人。

● 抽动症的致病因素

目前儿童抽动症的具体病因尚未完全明确，就目前的研究结果显示，Tourtte障碍，慢性运动或发声抽动障碍以生物学因素，特别是遗传为主要病因，短暂性抽动障碍可能以生物学因素或心理因素之一为主要发病原因，也可能两者皆有。若以生物学因素为主，则容易发展成慢性抽动障碍或Tourtte障碍；若以心理因素为主，则可能是暂时性应激或情绪反应，在短期内自然消失。

遗传

对抽动症儿童及家庭成员的研究发现，遗传因素与Tourtte障碍病因有关。家系调查发现10%~60%患者存在阳性家族史，双生子研究证实同卵双生子的同病率（75%~90%）明显高于异卵双生子（20%）。目前研究认为是一种多基因遗传疾病，且存在性别差异。但确切的遗传方式不清，研究发现常染色体13q31可能是病因的候选基因。研究还发现Tourtte障碍患者亲属中慢性抽动障碍、强迫症、注意缺陷多动障碍患病率显著增高。

神经生化

研究发现，Tourtte障碍与多巴胺、5-羟色胺、去甲肾上腺素、γ-氨基丁酸、乙酰胆碱等多种中枢神经递质失衡有关，尤其是与大脑多巴胺功能水平关系密切。纹状体、大脑皮质、海马部位的多巴胺功能亢进，以及单胺类神经递质5-羟色胺含量增加，均可能与抽动症发病有关。

免疫病理损害

有研究报道Tourtte障碍可能与β溶血性链球菌感染引起的自身免疫有关。感染病原体的儿童体内产生的抗体通过分子模拟机制与基底神经节抗原表位产生交叉免疫反应，从而导致抽动症的发作。

微量元素失衡

研究表明，血铅水平升高与抽动症有关，铅暴露对脑、骨髓的影响较为明显，而且排铅治疗可减轻患儿的抽动症状，因此认为高血铅可能是抽动症发病的危险因素。血锌水平降低也被认为是抽动症发病的危险因素。缺锌会影响细胞分裂增殖，最终导致神经末梢发育不良，影响信息传递，也可导致去甲肾上腺素合成增多，使得患儿活动增多。

围产期异常

妊娠期前3个月是胎儿神经系统发育的关键时期，若孕妇在此期间出现情绪障碍、营养不良、先兆流产等情况，都会影响胎儿的大脑发育，使儿童产生行为运动障碍。出生时胎儿出现窒息、羊水吸入、早产、过期产等情况，也会导致抽动症的发生率增加。

精神心理因素

心理应激和偏离常态的家庭教育往往会诱发或加重抽动症。患儿的个人愿望被压抑或出现强烈的抵抗情绪时就会出现抽动症状，一切使患儿感到精神压力的情况都会使抽动症状加重。家庭因素也是导致抽动症发病的高危因素，家庭环境不良（如父母离异、家庭成员关系不和谐等）、不良教育及教养方式不当是诱发和加重抽动症的主要因素。

其他因素

//////////

　　不恰当地长期或大剂量应用抗精神病药物或中枢兴奋剂可能诱发或加重抽动症状。食物的不合理摄入，如富含色氨酸的食物（如海鲜等），可能影响中枢神经递质平衡，诱导抽动症的发生。

● 抽动症的危害

　　抽动症是全生命周期的疾病，约半数孩子可共患一种或多种心理行为障碍，其中以共患注意缺陷多动障碍最为常见。共患病越多，对孩子的危害就越大，可对身体、心理、学习、社交及行为能力产生严重的影响。儿童抽动症对孩子的危害是综合性的：从小的层面看，可能影响孩子学习和家庭将来的幸福；从大的层面来讲，也将影响国家未来的

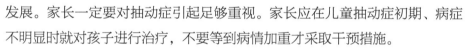

发展。家长一定要对抽动症引起足够重视。家长应在儿童抽动症初期、病症不明显时就对孩子进行治疗，不要等到病情加重才采取干预措施。

　　抽动症状一般不会对身体健康产生危害，但如果孩子出现严重的甩头或异常步态，则有可能出现颈椎脱位、跌扑损伤等情况。另外，有些抽动症儿童会出现自伤行为，可直接造成轻度、中度身体损伤。虽然自伤并不是以自杀为目的，但是抽动症儿童自杀的风险要超过同龄人。

　　抽动症儿童怪异的行为表现常常会被同学、同伴嘲笑，久而久之会对孩子的身心发展造成巨大伤害，使其变得性格孤僻，不肯与人接触。心理障碍的前驱症状会造成共患病的概率增加，给抽动症的治疗带来困难。

　　抽动症发病初期对孩子学习的影响不大，但是有些伴发学习障碍的患儿由于频繁的抽动症状，导致不能集中精神听课，作业也会做得很慢，甚至不

能完成作业，从而影响学习成绩。不由自主的发声会影响课堂纪律，也会造成老师和同学的不理解，甚至会让患儿产生厌学情绪和逃学行为。儿童时期是孩子形成自我意识的关键时期，在这一阶段，孩子会在与成人和同伴的交往过程中形成对自身的看法及评价，如果在此期间经常受到家长的责骂、老师的批评和同学的嘲笑，会严重影响孩子的身心发展。

如果患儿得不到及时有效的治疗，抽动症状得不到控制，随着年龄的增长，会让患儿产生自卑、社交障碍、口吃等状况，严重影响他们的社会人际交往能力。而且，抽动症儿童也会出现不同程度的说谎、逃学、偷窃、伤害动物、破坏财物、伤害他人等品行纪律问题。有研究显示，单纯抽动症的儿童与健康人群相比，攻击挑衅、品行问题、违纪违法行为并无明显增加，但是共患注意缺陷多动障碍的抽动症儿童，上述破坏性行为则显著增加，可能会对患儿家庭、社会造成额外负担。

抽动症影响孩子的学习和生活质量，影响父母的生活、工作，也给家庭、孩子和父母造成了很大的心理负担，因此要及早接受治疗。

▶ 什么样的孩子容易患抽动症

根据研究，一般认为有以下因素的孩子可能更容易患抽动症：

遗传因素

家庭中如有抽动症患者，则发生本病的几率要比没有者明显增高，故认为本病与家族遗传有关，遗传方式倾向于常染色体显性遗传伴不完全外显。

围产期损伤

有母亲孕期高热、产时窒息，难产、剖宫产，新生儿高胆红素血症等病史的儿童。母亲孕期抽烟会增加患儿抽动症的严重程度，并使合并强迫症的发病风险比普通人群明显增加。

感染因素

呼吸道感染、扁桃体炎、腮腺炎、鼻炎、咽炎、水痘、各型脑炎、肝炎等各种感染后，特别是链球菌感染，可能导致严重抽动的突然起病，因此本病又有"伴链球菌感染相关的儿童自身免疫性神经精神障碍（PANDAS）"之称。

精神因素

争强好胜追求完美、性格内向不善表达、胆小的孩子更易患抽动症。其他因素还包括受惊吓、情感激动、忧伤、儿童学习负担过重、长期焦虑不安，看惊险影视片、小说及刺激的动画片等。

药源性因素

儿童长期服用抗精神病药或中枢兴奋剂。

脑部受损

癫痫、脑外伤或各种原因所致的轻微脑功能障碍者。

易患年龄与性别

大多数抽动症起病于4～6岁，10～12岁症状最明显，学龄前和学龄期儿童为高发人群。90%的抽动症在10岁以前起病，以5～9岁最为多见。男性明显多于女性。

家庭因素

父母关系紧张、离异、训斥或打骂孩子、家长对小孩管教过严、不良家庭环境等。

饮食因素

长期食用含有防腐剂的食品，血铅含量高，易患抽动症。

儿童抽动症常见行为问题

抽动症的临床表现繁多，主要表现为运动性抽动和发声性抽动，而运动性抽动和发声性抽动又可再细分为简单抽动和复杂抽动。简单抽动包括单个肌肉或局部肌肉群的短暂活动，表现为简单的运动或发声；而复杂抽动会激活更多的肌肉群，表现为多肌肉群参与的运动或发声。抽动症状通常从面部开始，逐渐蔓延到头部、颈部、肩部，然后再蔓延到躯干和上下肢。

▶ 运动性抽动

运动性抽动指头面部、颈、肩、躯干及四肢肌肉不自主、突发、快速的收缩运动。临床症状通常表现为：

面部症状（眨眼、斜眼、挤眼、皱眉、扬眉、抬眉、挤眉弄眼、扮"鬼脸"、张口、伸舌、噘嘴、歪嘴、眼球转动、舔嘴唇、皱鼻、吸鼻等）；

头部症状（点头、摇头、仰头、转头、甩头等）；

颈部症状（歪脖子等）；

肩部肌肉症状（耸肩等）；

躯干部症状（吸腹、挺胸、扭腰等）；

上肢、下肢症状（旋扭手指、弹琴状、握拳、举手、甩手、甩臂、抖手、踢腿、抖脚、踮脚、跳动、伸膝、屈膝、伸髋、屈髋等）。

▶ 发声性抽动

发声性抽动指呼吸肌、咽肌、喉肌、口腔肌、鼻肌的收缩，通过鼻、口腔和咽喉的气流而发声。

简单发声性抽动是指抽动累及发声器官，表现为频频发出不自主的、无意义的、单调的声音，如"喔、噢、啊、嗯……"或者吸鼻声、犬吠声、清嗓子声、咳嗽声、咕噜声、尖叫声、喊叫声、吹口哨声、吸吮声、动物叫声、鸟叫声等。

复杂发声性抽动是由有意义的单词、词组或句子组成，表现为不自主地发出与环境不符的音节、单字、词组、短语、短句、唠叨、秽语、重复言语和模仿言语等。其中，秽语是指说脏话或无故骂人，重复言语是重复自己的发声或词句，模仿言语是重复所听到的别人说的词或短句。

由此可见，抽动的表现复杂多样。许多抽动症儿童在运动抽动或发声抽动之前，自觉身体局部有不适感，包括压迫感、痒感、痛感、热感、冷感或其他异样不适感，这种在运动抽动或发声抽动之前出现的身体局部不适感称为感觉抽动，被认为是先兆症状（前驱症状）。

抽动症可以表现为运动抽动、发声抽动、感觉抽动，三者可单独存在，也可同时存在。在病情发展中，可以从一种临床症状转变为另一种临床症状，或者一种临床症状未愈又出现新的临床症状。抽动症临床症状时好时坏，可暂时或长期自然缓解，也可因某些诱因而加重或减轻。

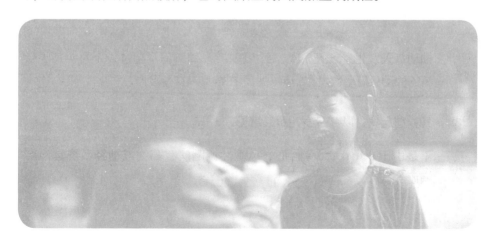

抽动症诊断标准

抽动症的诊断标准主要涉及三个诊断系统，包括《中国精神障碍分类与诊断标准》第3版（CCMD-3）、《国际疾病分类》第10版（ICD-10）和《美国精神疾病诊断与统计手册》第5版（DSM-5）。目前我国学者倾向于采用CCMD-3或DSM-5诊断标准作为抽动症诊断标准。

▶《中国精神障碍分类与诊断标准》第 3 版诊断标准

《中国精神障碍分类与诊断标准》第3版（Chinese classification and diagnostic criteria of mental disorders-third edition, CCMD-3）关于短暂性抽动症（transient tic disorder）的诊断标准为：

①	有单个或多个运动抽动或发声抽动，常表现为眨眼、扮鬼脸或头部抽动等简单抽动。
②	抽动每天发生，一天多次，至少已持续2周，但不超过12个月。某些患者的抽动只有单次发作，另一些可在数月内交替发作。
③	18岁前起病，以4～7岁儿童最常见。
④	不是由于Tourette综合征、风湿性舞蹈病、药物或神经系统其他疾病所致。

CCMD-3关于慢性运动性或发声性抽动症（chronic motor or vocal tic disorder）的诊断标准为：

① 不自主运动抽动或发声，可以不同时存在，常一天发生多次，可每天或间断出现。

② 在一年中没有持续2个月以上的缓解期。

③ 18岁前起病，至少已持续一年。

④ 不是由于Tourette综合征、风湿性舞蹈病、药物或神经系统其他疾病所致。

CCMD-3关于Tourette综合征（Tourette syndrome，TS）的诊断标准为：Tourette综合征是以进行性发展的多部位运动抽动和发声抽动为特征的抽动症，部分患者伴有模仿言语、模仿动作，或强迫、攻击、情绪障碍，及注意缺陷等行为障碍，起病于童年。

① 症状标准：表现为多种运动抽动和一种或多种发声抽动，多为复杂性抽动，两者多同时出现。抽动可在短时间内受意志控制，在应激下加剧，睡眠时消失。

② 严重标准：日常生活和社会功能明显受损，患者感到十分痛苦和烦恼。

③ 病程标准：18岁前起病，症状可延续至成年，抽动几乎天天发生，一天多次，已持续一年以上，或间断发生，且一年中症状缓解不超过2个月。

④ 排除标准：不能用其他疾病来解释不自主抽动和发声。

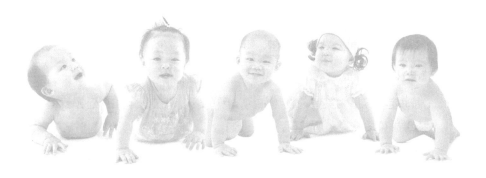

▶《美国精神疾病诊断与统计手册》第 5 版诊断标准

《美国精神疾病诊断与统计手册》第5版（diagnostic and statistical manual of mental disorders-fifth edition, DSM-5）关于短暂性抽动症的诊断标准为：

① 一种或多种运动性抽动和（或）发声性抽动。

② 自从首发抽动以来，抽动的病程少于一年。

③ 18岁以前起病。

④ 抽动症状不是由某些药物（如可卡因）或内科疾病（如亨廷顿舞蹈病或病毒感染后脑炎）所致。

⑤ 不符合慢性运动性或发声性抽动症或Tourette综合征的诊断标准。

DSM-5关于慢性运动性或发声性抽动症的诊断标准为：

① 一种或多种运动性抽动或发声性抽动，但在病程中仅有一种抽动形式出现。

② 自从首发抽动以来，抽动的频率可以增多或减少，病程在一年以上。

③ 18岁以前起病。

④ 抽动症状不是由某些药物（如可卡因）或内科疾病（如亨廷顿舞蹈病或病毒感染后脑炎）所致。

⑤ 不符合Tourette综合征的诊断标准。

DSM-5关于Tourette综合征的诊断标准为：

① 具有多种运动性抽动及一种或多种发声性抽动，而不必在同一时间出现。

② 自从首发抽动以来，抽动的频率可以增多和减少，病程在一年以上。

③ 18岁以前起病。

④ 抽动症状不是由某些药物（如可卡因）或内科疾病（如亨廷顿舞蹈病或病毒感染后脑炎）所致。

抽动症鉴别诊断

　　抽动症要和一些疾病相鉴别，如风湿性舞蹈病、肌阵挛性癫痫、注意缺陷多动障碍、肝豆状核变性等。

▶ 风湿性舞蹈病

　　风湿性舞蹈病常发生于链球菌感染后，为急性风湿热的神经系统症状。病变主要影响大脑皮质、基底节及小脑，由锥体外系功能失调所致。肢体出现不自主、不规则快速运动，四肢动作较多，以肢体远端为著，多涉及面部（似做鬼脸状），能够波及全身，动作幅度相对较大，即以舞蹈样运动异常为特征，可伴构音不全及吞咽困难，但不会出现不自主发声或秽语。

▶ 肌阵挛性癫痫

　　肌阵挛性癫痫为癫痫的一种类型，症状与运动抽动相似，但无发声抽动，脑电图可见癫痫样脑电发放。

　　抽动症是一种不随意、突然发生、快速、反复发作、无明显目的、非节律性的运动或发声障碍。抽动不可克制，但在短时间内可受意志控制。

癫痫是多种原因引起的一种脑部慢性疾患，从临床表现看，癫痫发作可分为局灶性发作和全面性发作。局灶性发作多表现为一侧某部位的抽搐，如肢体、口角、眼睑等处；发作性躯体感觉异常或特殊感觉异常；也可表现为幻觉、错觉、记忆障碍、认知障碍、情感障碍或语言障碍等。全面性发作表现为失神发作，以意识障碍为主要症状；或者是强直~阵挛发作，又称大发作，主要表现是意识障碍和全身抽搐；也可表现为持续而强烈的肌肉收缩，肢体、躯干或面部呈节律性抽动等。

抽动症患者与一些特殊发作类型癫痫，尤其是肌阵挛发作非常相似，容易误诊，临床需详细了解发作表现（必要时家长需提供患儿发作时的录像资料）、疾病史以及对儿童癫痫样发作性疾病进行必要检查。

▶ 多动症

儿童多动症（ADHD）是指智力基本正常的小儿表现出与年龄不相称的注意力不集中、不分场合的过度活动、情绪冲动，并可有认知障碍和学习困难的一组症候群。患儿常常运动过多，动作变化的间歇期不规则且短暂，动作具有非组织性、临时性和难控性的特点，很多患儿会出现做鬼脸、发声等类似抽动症的表现。而部分抽动症儿童也存在注意力不集中、多动等表现，因此ADHD与多发性抽动症有时很难鉴别，但单纯的ADHD患儿不会出现肌肉的抽动。

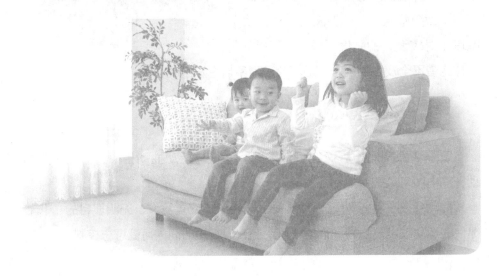

▶ 肝豆状核变性

肝豆状核变性是一种常染色体隐性遗传性疾病，临床以肝硬化、眼角膜K-F环和锥体外系三大表现为特征。不自主运动、肢体震颤等锥体外系表现与抽动症类似，但是肝豆状核变性患儿还有腱反射亢进、肌张力改变、构音困难、吞咽困难等症状，晚期甚至有精神症状，且血清铜蓝蛋白常可见明显降低。

抽动症与肝豆状核变性的鉴别一般不难。症状上，抽动症的刻板动作是运动性的，并常伴有怪异发声；而肝豆状核变性的症状则以舞蹈样动作、手足徐动和肌张力障碍为主，这些症状常表现为静止性的或姿势性的；体征上，抽动症患者无特殊体征，但肝豆状核变性患者的角膜检查可见K-F环，并可出现肝硬化相关体征；辅助检查上，血清铜蓝蛋白、24小时尿铜排量、血清铜测定，以及头颅CT、MRI检查，基因突变检测等均可作为肝豆状核变性和抽动症的鉴别诊断依据。

▶ 自闭症

自闭症又称"孤独症"，为儿童心理行为障碍性疾病，临床主要表现为Kanner三联征：社会交往障碍、语言交流障碍、兴趣范围狭窄及行为方式刻板。常在3岁前起病，男孩多于女孩，发病率为1‰～2‰。其病因、发病机制尚未阐明，多数学者认为与遗传、心理、围生期危险因素、神经生化与免疫异常、脑功能与结构异常等因素有关，存在"心理理论学说""5-HT浓度升高""结肠淋巴结增生""额、颞叶脑血流灌注减少"等多种病机学说。临床主要以药物治疗、行为矫治及训练教育等综合干预为主。近期及远期预后较差，多数患儿成年后仍不能独立生活。

部分多发性抽动症儿童会合并有自闭症，除抽动外，常出现社交困难、语言交流障碍等表现。但两者的最大区别为是否有抽动的症状，单纯自闭症患儿不会出现抽动。

儿童抽动症常见伴发疾病

　　抽动症中的一过性抽动症出现伴发症状及疾病的情况非常少见，而抽动秽语综合征及慢性抽动症则容易产生伴发症状。儿童抽动症常见的伴发症状有以下几种：

▶ 注意缺陷多动障碍

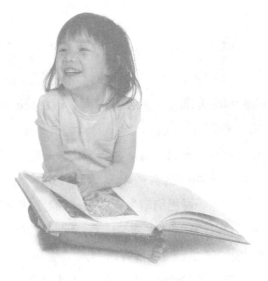

　　患儿不仅表现为抽动症状，同时还存在多动、上课爱做小动作、爱招惹其他同学、不能等待、丢三落四、注意力不集中、读书时常跳字跳段、念成相似的字，常常为此考试成绩差。有的孩子甚至在抽动发生前就存在多动、注意力不集中等症状了。抽动秽语综合征患儿中有50%~80%伴有注意缺陷多动障碍症状。对抽动症儿童来说，注意缺陷多动障碍可能是影响认知功能的主要原因，这可能源于注意缺陷多动障碍的患儿中枢神经系统发育迟缓，即"脑成熟滞后"，是神经精神发育延迟的结果。注意缺陷多动障碍是引起生活质量明显下降、生活满意度下降、个性缺陷、自我意识发展不良的主要原因。抽动症儿童多处于矛盾冲突多、家庭结构松散的家庭环境中，不良的家庭环境在一定程度上影响其自我意识和个性的形成。

▶ 强迫障碍

有些抽动症儿童，尤其是年龄稍微大点的儿童，可能出现强迫行为及强迫思维。Tourette综合征患儿中有30%~60%伴有强迫障碍，严重影响患儿的生活和学习，若被误诊为强迫症，仅仅给予抗强迫药物治疗，效果多不理想。一系列脑影像学研究发现，Tourette综合征、强迫障碍存在皮质-纹状体-丘脑-皮原通路异常的情况，提示当这一通路的任一结构发生干扰破坏时，可能都会产生相应的行为问题，如强迫症状或者抽动症状。Tourette综合征在重复动作之前，可能会出现身体（触觉、内脏和肌肉的感觉）和精神（不安、不舒服的感觉）的异常感觉，并于动作之后消失。

▶ 心理障碍

约20%的抽动症患儿会出现心理障碍症状，多数表现为抑郁发作。

▶ 品行障碍

约15%的抽动症患儿会出现品行障碍，这也是导致Tourette综合征患儿预后差的一个重要原因。

▶ 其他伴发症状

除了上述伴发症状外，抽动症还常伴发其他问题，如学习障碍、焦虑障碍、睡眠障碍、情绪控制障碍等。因此在给患儿提供帮助的时候，不能"只见树木，不见森林"，抽动症不仅仅只是抽动那么简单，还可能伴发很多其他症状及疾病。

中医如何看待抽动症

抽动症属于中医中的"肝风""抽搐""瘛疭""筋惕肉瞤"等范畴。抽动症与先天禀赋不足、感受外邪、情志失调、饮食所伤、疾病影响，以及学习紧张、劳累疲倦等多种因素有关。

▶ 抽动症的病因病机

从中医的整体观念出发，结合阴阳五行学说，中医认为该病的病位主要在肝、脾、心、肾，与肝的关系最为密切。心血不足，则肝无所藏，肝血不足，血不养筋，则见面肌及四肢搐动。小儿生理特点为"脾常不足，肝常有余"，脾虚生痰，肝郁化火，风痰相激，发为抽搐。中医学记载"诸风掉眩，皆属于肝""诸暴强直，皆属于风"及明代医家万全"小儿肝常有余，肾常虚"的理论，认为病位涉及五脏，但核心当责之于肝，与肾密切相关，同脾也有一定的关联。总之，抽动症的病情复杂，涉及多个脏腑。

《素问·阴阳应象大论》曰"风胜则动"，《素问·至真要大论》指出"诸风掉眩，皆属于肝"，故"肝风"是抽动症的主要病机特点，先天禀赋不足、感受外邪、饮食及情志失宜、久病等因素均可引动肝风而发病。小儿肝常有余，肝为刚脏，体阴而用阳，喜条达而主疏泄，为风木之脏，主藏血、藏魂，主筋，主风，其声为呼，其变动为握，开窍于目，故肝风妄动之不由自主动作，如挤眉眨眼、皱鼻、咧嘴、摇头、扭颈、耸肩，以及怪声秽语等，均与肝有密切关系。

外风引动
/////////

　　小儿肺脏娇嫩，腠理薄弱，易为外邪所袭，从阳化热，引动肝风，发为抽动；风为阳邪，易袭阳位，上扰头面，则见点头摇头、挤眉眨眼、张口歪嘴，怪相丛生。

肝亢风动
/////////

　　肝体阴而用阳，为风木之脏，主疏泄，性喜条达。小儿"肝常有余"，若情志失调，气机不畅，郁久化火，引动肝风，则发为抽动。

痰火扰神
/////////

　　"怪病多由痰作祟"，小儿情志不调，肝气不畅，肝郁化火，灼津液为痰；或肝旺克脾，脾失健运，水湿潴留，聚液成痰。痰火上扰，蒙蔽心神，引动肝风，发为抽动。

脾虚肝亢
/////////

　　小儿禀赋不足，或饮食不节，或病后失养，损伤脾胃，脾气虚弱，土虚木旺，肝亢风动，发为抽动。

阴虚风动
/////////

　　先天不足，真阴亏虚，或热病伤阴，肾阴虚损则水不涵木，肝阴虚损则无以制阳，肝阳亢动，发为抽动。

▶ 抽动症中医分型

肝亢风动证

【主症】挤眉眨眼，咧嘴，耸肩，仰脖，肢体抽动，口出异声。

【兼症】面红目赤，烦躁易怒，发作频繁，抽动有力，大便秘结，小便黄，舌红苔黄，脉弦数。

【治疗方法】清肝泻火，平肝息风。

脾虚痰聚证

【主症】挤眉眨眼，咧嘴，耸肩，仰脖，肢体动摇，口出异声。

【兼症】面色萎黄，体瘦，精神不振，胸闷作咳，脾气乖戾，夜睡不稳，纳少，舌质淡，苔白或腻，脉沉滑或沉缓。

【治疗方法】健脾化痰，平肝息风。

脾虚肝旺证

【主症】挤眉眨眼，咧嘴，耸肩，仰脖，肢体动摇，口出异声。

【兼症】精神倦怠，面色萎黄，胸闷，叹息胁胀，厌食，夜卧露睛，形瘦性急，大便稀溏或干结，舌质淡或红，苔薄白，脉沉无力。

【治疗方法】扶土抑木，平肝止抽。

阴虚风动证

////////////

【主症】挤眉眨眼，咧嘴，耸肩，仰脖，肢体动摇，口出异声。

【兼症】形体消瘦，两颧潮红，五心烦热，性情急躁，睡眠不稳，大便干燥，舌红苔少，脉细数。

【治疗方法】滋阴潜阳，柔肝息风。

痰火扰神证

////////////

【主症】起病急骤，表现为头面、躯干、四肢等多部位剧烈抽动，口出秽语或异声。

【兼症】烦躁口渴，睡眠不稳，舌红、苔黄或腻，脉弦滑。

【治疗方法】清火涤痰，镇惊止抽。

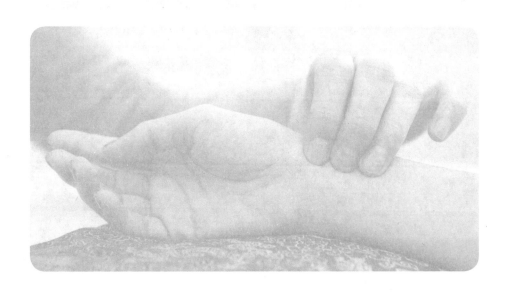

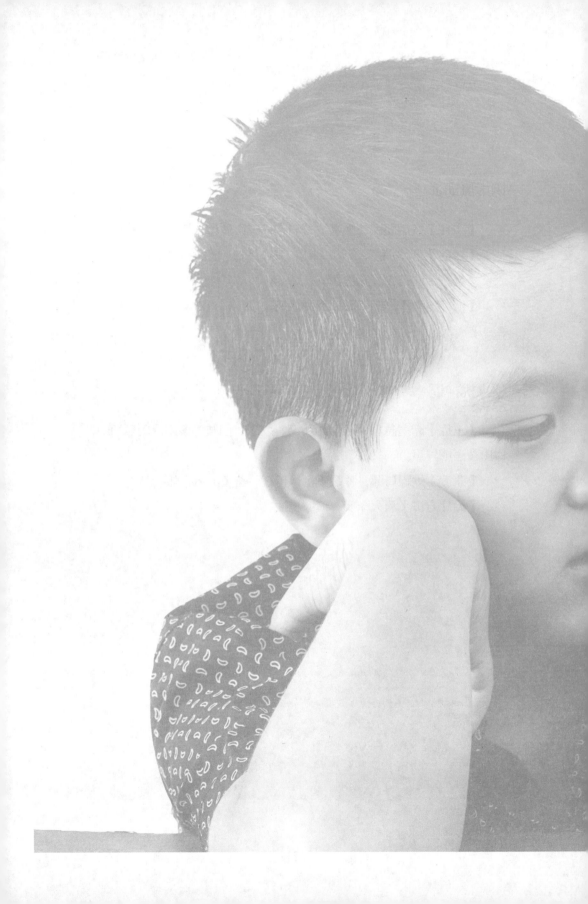

Part 2

儿童抽动症
常见问题解决方案

抽动症状早发现早面对

　　小晴是一名小学三年级的学生，2年前她就会经常挤眉弄眼，家长以为小晴是故意调皮，就没有过多关注。可半年后家长发现小晴挤眉弄眼的频率增加了，还出现咳嗽、清嗓、频繁点头等异常，伴有肩部、躯干、四肢不自主的抽动。老师也跟家长反映小晴上课时不能集中注意力听讲，课堂上跟其他同学交头接耳，课间扮鬼脸吓唬其他同学，课后作业从来不做。小晴的妈妈意识到问题的严重性，急忙带孩子去医院就诊。医生诊断为多发性抽动症，并且告诉小晴的妈妈，如果早带孩子来就诊，可能孩子的病情就不会这么严重了。

　　如今儿童抽动症已成为一个不可忽视的健康问题。如果孩子患有抽动症而不抓紧治疗，将会加重病情，给治疗带来困难，对孩子的身心健康造成巨大的伤害。因此，抽动症应早发现、早面对、早治疗。

　　如果家长发现孩子有眨眼、面部抽动等症状时，要尽早带孩子就诊治疗，不可随意猜测孩子是不是太过调皮，也不要随意责骂孩子，更不能讳疾忌医。因为有些孩子的抽动症状会被周围的人看成是稀奇古怪、有破坏性和令人害怕的举动，孩子容易被周围人的态度吓到，变得沉默寡言、孤僻、失去玩耍的朋友、无法享受正常而快乐的童年生活，这些问题在青春期将变得更为突出。所以，为了避免患儿心理上的伤害，抽动症早发现、早治疗是非常重要的。

抽动症孩子总被人盯着看怎么办

相信很多抽动症儿童的家长都碰到过这种情况：带孩子出门的时候，如果孩子出现抽动症状，其他路人往往会以异样的目光盯着孩子看。可能别人也无意伤害孩子，但是很多人不了解抽动症，只会觉得孩子跟别人不一样，就下意识地盯着多看几眼。

此时很多家长都会手足无措，甚至因此而不愿出门。在这里建议家长不要觉得尴尬，而应该站在孩子的一边，学会和孩子一起面对、处理这些状况。

▶ 接纳孩子的症状

家长要理解并接纳孩子出现的抽动症状，孩子并不是故意的，只是患了抽动症而不能控制自己的行为动作。有些家长会比较看重面子，当孩子出现不可控的动作时，旁人稍加注意，就担心别人笑话自己，马上就会对孩子表现出不耐烦的样子，甚至严厉呵斥孩子，以此希望孩子能控制住自己。但是，旁人看到连家长都这样对待孩子，那他们对孩子的态度也会更加不在乎，孩子受到的伤害会更多。

因此，家长一定要学会充分接纳自己的孩子，对孩子温柔以待，不去在意旁人的目光，坦然接受。如果家长能把旁人异样的目光能以平常心对待，始终如一地鼓励孩子，那么孩子也会拥有一颗强大的内心。

▶ 做好孩子的心理疏导

家长平时要跟孩子多沟通，做好孩子的心理疏导，孩子情绪不佳或者是遇到什么事情时，及时去疏导情绪，避免情绪堆积，从源头上尽量避免孩子的抽动症状出现。

家长要培养孩子乐观开朗的性格，当孩子说有人用异样或者是好奇的眼光看他时，不要回避这个问题，可以直接跟孩子解释清楚："这个叔叔（或阿姨）可能是对你比较好奇，小朋友要礼貌，看到别人看你时，可以看着别人，微笑回应。"因为当盯着孩子看的人看到孩子反过来盯着他，并且对他笑，这个时候别人不会觉得孩子异常的表现是不好的，反而会觉得自己不好意思，失礼了。

家长最担心的情况可能就是孩子上学的时候症状严重起来，甚至可能会影响其他同学的学习或者是被个别同学欺负嘲笑。这个时候家长首先要做的是跟老师沟通，如果情况确实非常严重，已经影响教学，可以与专业医生充分交流，参考医生的意见确定孩子是否一定需要休学调理；如果没有那么严重的情况，跟老师沟通好，如实说明孩子的情况，可以继续上课。

其次，家长要尽早去正规医疗机构干预调理，先把孩子的抽动症状控制住，不要再变严重或者持续爆发，并且家长要仔细想想导致孩子爆发抽动症状的原因是什么，尽量避免相同状况二次发生。

抽动症的调理不是一朝一夕的，需要长久的坚持。

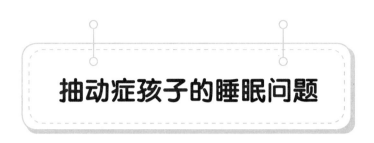

抽动症孩子的睡眠问题

睡眠问题在抽动症儿童中十分常见，据相关文献报道，20%～50%的抽动症儿童存在睡眠障碍。患儿睡眠的质量、时间和次数受到干扰，表现为睡眠潜伏期长、入睡困难、清醒期长、有效睡眠时间短、异态睡眠等，甚至出现与睡眠相关的行为和心理问题，而失眠、多梦、梦游的发生频率较高。家长要给孩子营造一个温馨舒适的睡眠环境，培养孩子固定的睡眠时间，睡前少喝水，避免吃得过饱，避免过度兴奋。

▶ 临睡前抽动症状表现频繁

孩子经过了一天的运动，身体已经感觉到疲惫，晚上是身体放松、准备睡觉的时间，对抽动症患儿来说，身体松懈下来了，症状发作次数可能就会比白天的时候更频繁，这是一种正常的表现，家长不用太过担心。

生理性因素

学者们认为，抽动症患者的脑部结构和功能异常导致一些神经递质的失衡，从而引起了睡眠障碍。鉴于抽动症与谷氨酸神经递质、γ-氨基丁酸（GABA）等紧密关联，脑实验室检查发现抽动症患儿睡眠特征改变，表现为非深度睡眠，进一步加剧了睡眠问题。

睡眠环境不佳
/////////////

另一个可能导致抽动症孩子睡眠不良的因素是他们的睡眠环境。对于大部分孩子来说，一个安静、舒适的环境是入睡的必需条件，而抽动症孩子更容易受到夜间噪声或光线的干扰，并且更难以尽快放松身体，从而影响睡眠。

焦虑、压力等心理因素
/////////////////

抽动症患儿面对的心理压力也是造成睡眠问题的一个因素。当孩子意识到他们与同龄人相比存在不同，且被社会误解时，较容易感到自卑和孤独，还会担忧、焦虑和紧张，进而影响入睡。

而有些大一点的孩子已经开始在意自己的外在形象了，对自己展示的形象有了一定的要求，白天在出现症状的时候，会刻意去忍住。抽动症一般是不建议强行忍耐的，因为忍耐之后，症状会有一个报复性的爆发，从而影响睡眠。

▶ 孩子入睡困难怎么办

调整生活规律

定时作息有利于改善失眠、入睡困难等问题，而这也是控制抽动症的一个方法。另外，注意营造一个舒适的睡眠环境，例如保持安静、通风等。每晚睡觉之前可以帮孩子用热水泡脚，这样能够帮助睡眠。睡觉时要尽量侧卧，这样不会挤压到心脏，促进血液循环，还有利于身体健康。

心理调适

经常陪伴孩子聊天，鼓励孩子向家长、老师或医生寻求帮助，并为孩子提供安全和温馨的家庭环境，这样有助于缓解孩子的紧张和焦虑情绪，改善睡眠质量。

饮食调理

某些食物可能会影响孩子入睡，例如含咖啡因的饮料、巧克力等，需要避免在睡前摄入。同时，可以适量进食一些有助于睡眠的食物，如牛奶、香蕉等。

运动锻炼

可以在适当时间安排孩子运动，帮助其减轻抽动症状，促进睡眠。

不要蒙着头睡觉

蒙着头睡觉会使孩子吸入的氧气减少，积存过多的二氧化碳，会引起孩子缺氧，严重影响睡眠质量，也不利于大脑的正常发育。还要注意不要让孩子养成趴着睡的坏习惯，这样会压迫孩子的心脏，影响孩子的心肺正常功能。

▶ 孩子睡到半夜大喊大叫怎么办

抽动症孩子在晚上睡着后突然大喊大叫的情况并不少见，对于小一点的孩子，可能很多家长往往会当作"小儿夜啼"来处理，而对于大一些的孩子，家长也可能会当作"孩子做噩梦了"之类的情况来随便处理。其实，在抽动症孩子中，有不少孩子在睡着后会突然大喊大叫，但孩子对自己这种深夜反常的举止毫不知情。一般来说，体质差，受过惊吓，难产、早产、剖宫产的孩子出现这种情况的概率比较大。

一般情况下，孩子在半夜睡着后突然大喊大叫都是有原因的，比如：白天太兴奋；白天太累；孩子感觉到紧张压抑，却又找不到发泄口。

家长可根据孩子的具体情况来帮助孩子做调整。如果是因为白天太兴奋，就让孩子暂时离开兴奋源；如果是因为白天太累，就让孩子多休息，恢复体力；如果是因为孩子心里有事造成的紧张压抑，就要及时和孩子沟通，帮助孩子疏导情绪压力。一旦孩子出现喊叫的情况，家长要及时帮助孩子调整，直到恢复正常。

孩子频繁眨眼、挤眼、翻白眼怎么办

频繁眨眼可以说是抽动症中最典型并且最有代表性的症状，很多抽动症孩子的初期症状几乎都表现为频繁眨眼。当一个孩子刚开始频繁眨眼时，家长甚至医生都不容易判断出孩子到底是眼睛不舒服（如沙眼、结膜炎、倒睫等）导致的频繁眨眼，还是抽动症。如果家长已经带孩子看过眼科，滴眼液也用过，但孩子依旧频繁眨眼，并且频繁眨眼的时间断断续续超过一年，基本上我们就可以判断孩子的频繁眨眼属于抽动症症状。

▶ 适当使用滴眼液缓解不适

合理使用滴眼液是缓解眼睛疲劳的好办法。而在诸多滴眼液中，人工泪液和营养滋润型的滴眼液对于缓解眼睛干涩和疲惫是最有效的。

①人工泪液是眼科专家广泛推荐的一类滴眼液，它模仿人体生理泪液，能够对眼睛起到补充水分、湿润眼睛表面的作用。它能产生黏液性溶液覆盖于眼表面，从而保护眼睛和改善眼睛的干涩、不适和异物感。市场上的人工泪液有水液性和凝胶状两类，水液性的人工泪液在眼球表面存留时间短，需要频繁使用；凝胶状的人工泪液黏稠度比较高，可增加眼内停留时间，减少用药频率。用法用量：每日1支，一日3～4次为宜。

②含滋润营养成分的滴眼液具有清凉止痒、缓解视力疲劳、促进眼部营养、保持眼睛湿润等作用，显著优点是可以缓解眼睛干、涩、痒、痛、胀及异物感等不适。此类滴眼液由于品牌不同，所含水分也不同，要根据自己眼睛的具体情况选择适合自己的那一款。用法用量：一般每次滴入眼睑内1~2滴，一日3~4次为宜，滴入后需闭目片刻。

③含抗生素的滴眼液治疗细菌感染的功效比较好，一般用于沙眼、结膜炎、角膜炎、眼睑缘炎等。优点是杀菌能力比较强，可以对抗眼睛感染。用法用量：一般每次滴入眼睑内1~2滴，一日3~5次为宜，或遵医嘱。但应注意无炎症指标不可随意使用抗生素。

▶ 让孩子常做眼保健操

眼保健操可以很好地放松眼部肌肉，要经常操练，做到动作准确，并持之以恒。一般每天可做2次，上下午各1次。

第一节 揉天应穴（攒竹下三分）
///////////////////////////////

以左右拇指罗纹面接左右眉头下面的上眶角处，其他四指散开弯曲如弓状，支在前额上，按揉面不要大。

第二节 挤按睛明穴
///////////////////////////////

用双手食指螺纹面分别按在两侧穴位上，稍用力挤按穴位，其余手指自然放松，呈空心拳状握起。

第三节 按揉四白穴
///////////////////////////////

先将左右食指与中指并拢，放在靠近鼻翼两侧，拇指支撑在下颌骨凹陷处，然后放下中指，在面颊中央按揉。注意穴位不需移动，按揉面不要太大。

第四节 按太阳穴、轮刮眼眶（太阳、攒竹、鱼腰、丝竹空、瞳子髎、承泣等）

四指握空拳，以左右拇指罗纹面按住太阳穴，以左右食指第二节内侧面轮刮眼眶上下一圈，上方从眉头开始，到眉梢为止，下面从内眼角起至外眼角止，先上后下，轮刮上下一圈。

眼保健操总要领

指甲短，手洁净。遵要求，神入静。穴位准，手法正。力适度，酸胀疼。合拍节，不乱行。眼红肿，操暂停。脸生疖，禁忌证。做眼操，贵在恒。走形式，难见功。

▶ 常做眼球瑜伽操

如果眼睛的睫状肌缺乏锻炼就容易发生抽动症状。在此分享一套锻炼睫状肌的眼球瑜伽操，具体操作如下：

① 近距离盯着自己的掌纹，看7~10秒。

② 再转移目光去看远处的东西，7~8秒。

③ 10次为一组，每天做2组。

为了增加孩子的兴趣，建议家长可以用孩子喜欢的玩具替代掌心，远处也可以摆放一个孩子喜欢的玩具。对于大一点的孩子，可以鼓励他自己做。

▶ 让孩子踢踢毽子，放松身心，锻炼眼睛

踢毽子是一种能够放松全身心的运动，在玩闹的过程中，能够对呼吸系统、循环系统等起到一个有效的促进作用。这样，不仅能够提高体内的心肺

功能，同时还能够有效地促进食物消化和增强新陈代谢。

同时，踢毽子还可以提高身体的协调性。踢毽子要求毽子踢起来然后接住，这就需要我们的动作迅速、体态柔和，想要达到这个效果，必须大脑、眼睛、四肢等密切配合，缺一不可。所以说，踢毽子能够有效地锻炼大脑、眼睛和四肢。

● 带孩子放风筝缓解眼部症状

放风筝可吸引孩子盯着远方的风筝，这种向上看远处某一定点的游戏特性，可促使睫状肌放松、休息，从而缓解视疲劳，是很好的眼球调节运动，是预防近视的有益活动。

但是放风筝时要注意：

①不要选择在有电线、大树、铁路沿线附近放风筝，空旷的地方更利于风筝起飞和飞行，且更安全。

②风筝不宜放得过高，否则难以控制，可能出现断线情况。

③选择晴朗明媚的天气，避免雷雨天气遇到雷击情况。

④儿童需要选择小型风筝，避免出现风大拖拉儿童等情况的发生。

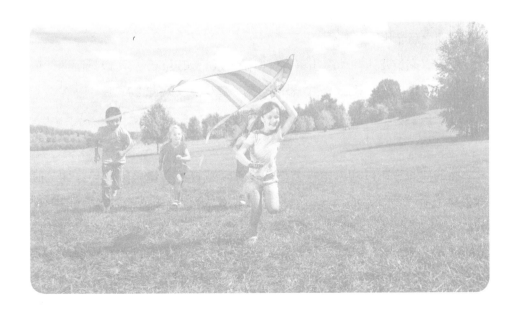

抽动症孩子可以看电视、玩游戏吗

通过对抽动症危险因素的流行病学分析，发现其与遗传因素、感染与免疫性疾病、心理因素和环境因素等诸多方面有关，是多病因相互作用的结果。

▶ 抽动症儿童尽量少玩电子游戏

由于抽动症儿童存在自控性差、易激惹、易焦虑及抑郁等特点，故对外界刺激易反应过度，情绪激发后难以平息。电子游戏具有互动性、模拟性的特点，并且在电子游戏进行中，常常伴随着亮度、对比度、图像和色彩的剧烈变化，需要玩家的注意力高度集中，并有可能出现剧烈的情绪变化。在游戏过程中，家长可能会观察到抽动症儿童抽动症状的加重，并且在结束游戏一段时间之后症状依然存在。

所以，家长要让抽动症儿童少玩电子游戏。如果要玩，可以玩画面、情节缓和的游戏，避免紧张激烈、恐怖的电子游戏，以免病情加重。

▶ 抽动症儿童可以适度看电视

抽动症儿童可以观看电视节目，推荐观看轻松、愉快的节目，如动画片、娱乐节目等。不适宜观看恐怖、情节紧张、具有血腥暴力镜头的影视剧，因为此类节目可对孩子的精神与情绪产生影响，刺激神经系统，可能导致抽动症状的加重。抽动症儿童观看电视的时间不宜过长，每天不超过30分钟。而对于眼部抽动症状严重的患儿，最好在症状缓解之后再看。

抽动症发声的缓解方法

抽动症的症状有多种表现，其中最让家长头疼的就是发声抽动。孩子的喉咙部位莫名其妙地发出声音，音量不小，连孩子自己都说不清楚，这种突然的发声往往让家长不敢带孩子出去，不敢面对周围异样的目光。

发声抽动是指由声带、嘴或鼻子通过气流引起的声音，最常见的发声抽动为清嗓子、哼哼声、尖细的发声和吸鼻子。其中最广为人知的发声抽动为秽语（脏话），但秽语抽动只出现于14%~20%的患者之中。

很多家长都头疼孩子发声的情况，尤其是严重顽固的发声，抽动发声太令人尴尬了，容易被人盯着看，还容易被误解。抽动症的发声一般都有以下表现：轻微的发声有打嗝，吸肚子；一般的有干咳、清嗓子、咳嗽；严重的有像火车一样的鸣笛声，像小鸟一样的叫声，像小狗一样的叫声，像青蛙一样的叫声；最严重的当数秽语。

家长可以带孩子参加专门的练声培训，和老师一起练习发声，回到家正常练声。还可以带着孩子到空旷的地方练习，但是要坚持，让孩子形成一个习惯，把大声表达当成一种自然表现的方式。这种针对抽动症发声的主动练声方法，是让孩子从被动地发声疏通喉咙、气管、胸腹部的不通畅，变为主动地去练声、朗读、大声喊叫，用主动的方式自主去疏通喉咙、气管、胸腹部的瘀堵。这是从抽动症孩子自身的角度，自主努力，通过主动疏通发声部位的瘀堵情况，缓解发声的症状，逐步达到康复的目的。

抽动症在春天表现得更频繁

　　季节与抽动症的关联并非十分明确，但临床上的确发现：春季时，抽动症儿童常出现抽动症状加重，而此时初发抽动症的患儿也会相对增加一些。

　　中医认为，春天为万物复苏之季，其气升发，取类比象，故春季在五行中属木，人体五脏应之为肝，因而春气通肝。春天是肝气升发、旺盛之时，若调摄不当，导致肝气升发不足或太过，则易发疾病。

　　中医认为抽动症的发病常因感受风邪，外风引动内风所致，其病位主要在肝，与心、肺、脾、肾关系密切。《素问》云"诸风掉眩，皆属于肝"，肝为风木之脏，主藏血而濡养筋目，主疏泄而调畅气机，在体合筋，其华在爪，在窍为目，其声为呼，其变动为握。其次，小儿肝常有余，外风若引动肝风过甚，导致肝阳上亢，患儿则可见眨眼、耸肩等抽动症状。故在春季，抽动症儿童常见抽动症状的加重，初发抽动症的儿童数量也会相对增加。

　　现代医学发现，在春季，人类的大脑神经细胞进入相对活跃期，对外界刺激比较敏感，这可能与抽动症的发病相关。

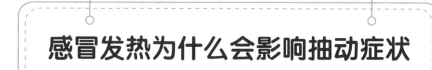

感冒发热为什么会影响抽动症状

▶ 抽动症儿童容易感冒发热

研究发现，抽动症儿童罹患呼吸道感染的概率比正常儿童更高。呼吸道感染的发生和免疫功能降低或紊乱有直接关系。正常情况下，在T淋巴细胞亚群中，辅助T淋巴细胞（CD4+）通过分泌细胞因子调节机体免疫，抑制性T淋巴细胞（CD8+）通过负调节效应抑制免疫应答，两者相互诱导和制约调节细胞免疫和免疫平衡。有学者发现，抽动症儿童总T淋巴细胞（CD3+）百分率、CD4+百分率显著降低，CD8+百分率升高，CD4+/CD8+比值明显低于正常儿童，即抽动症儿童存在T淋巴细胞亚群平衡失调的细胞免疫功能紊乱。

有研究者创造性地尝试应用免疫制剂治疗抽动症，在实验治疗8周后，干扰素组的患儿T淋巴细胞亚群和NK细胞活性比治疗前有明显改善，而未用干扰素的抽动症儿童的细胞免疫功能无明显变化。究其原因可能是干扰素可活化单核-巨噬细胞，增强T细胞、NK细胞的活性，调节紊乱的细胞免疫功能。这也从另外的角度证实了抽动症儿童的确存在细胞免疫功能降低。

此外，抽动症儿童存在细胞免疫功能紊乱，还表现为病毒或细菌感染后自身抗体（抗核抗体）的产生。因此，无论是临床实际还是实验室结果，都证明抽动症儿童比正常儿童更容易发生感冒发热。

▶ 反复感冒会加重抽动症

在临床工作中我们发现，呼吸道感染可使抽动症儿童的抽动症状加重、反复。感染介导的免疫病理损害与抽动症发病的相关性目前已被大多数学者所认同，A族β型溶血性链球菌感染被认为是其中最重要的触发因素。A族溶血性链球菌入侵人体后会产生免疫复合物，这些物质可进入中枢神经系统，沉积于大脑功能区，导致相关症状的出现，即与链球菌感染有关的小儿自身免疫性神经精神障碍。

　　研究发现，血清抗链球菌溶血素O的滴度升高及抗基底节神经元抗体阳性在抽动症儿童及成年人中所占比例明显高于其他精神系统疾病及健康对照组。还有一些学者对治疗前后的患儿细胞免疫的一些指标进行了检测，发现这些指标是有差异的，对其中一些难治性患儿应用干扰素等治疗后的临床疗效明显。这些研究都提示，反复呼吸道感染尤其是链球菌感染导致的感冒确实会加重抽动症。

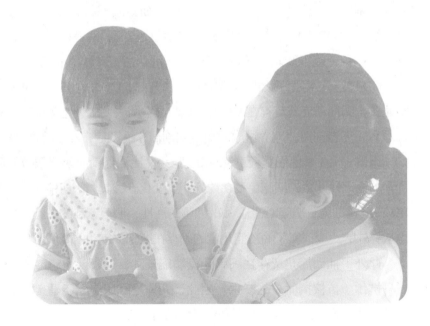

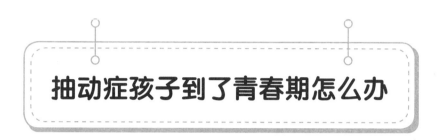

抽动症孩子到了青春期怎么办

　　青春期对每个孩子都很重要，它就像一个坎，每个孩子都需要顺利地度过，然后进入青年阶段，长大成人。对抽动症孩子来说，青春期更是关键，如果在青春期内能够康复，意味着孩子的一生基本不会再有抽动症的困扰；如果青春期内还没有康复，那对孩子来说，他的人生很有可能要继续与抽动症作斗争。事实表明，青春期内多数抽动症孩子更有机会康复，这段时间对他们来说非常关键。

▶ 青春期与抽动症

　　青春期指的是从第二性征出现开始，到生育功能基本发育成熟、身高基本停止生长的一段时期，青春期过后就是成人。青春期的年龄段男女有别，女孩一般要早于男孩，女孩一般是从11、12岁开始到17、18岁，男孩是从13、14岁开始，到18、20岁。青春期具体在个人身上会有一些差异，有的可能会早一点，有的可能会晚一点，但只要在这个年龄段就都是正常的。

　　青春期人体进入到第二个生长高峰，体格快速成长，生殖系统逐渐发育成熟，心理也从不稳定过渡到稳定、成熟的阶段。青春期对孩子来说，有两个显著的变化：一个是孩子身体上的变化，孩子的身体会快速成长而走向成人；二是孩子心理上的变化，在青春期，孩子的心理特征将变得逐渐稳定，会形成自身初步的人生观和价值观。

　　多发性抽动症的成因很有可能与大脑的多巴胺代谢速度有关，从临床上看主要分为两类。一类是短暂性抽动，一般发病年龄在4~7岁，特点是抽动部位多变，而且经常转移，病程一般不短于2周，但不超过1年。短暂性抽动不需治疗，绝大部分患儿可在1年内自愈，剩下的在青春期也可自愈。另一类是慢性抽动，多发病于青少年期，以面部抽动为主，病程超过1年，有部分患儿可在青春期自愈，有部分到青春期症状明显减轻，但有部分可持续终生。

▶ 为什么抽动症容易在青春期自愈

孩子的身体发育逐渐成熟

青春期后，孩子的身体发育逐渐走向成熟，也会变得更加强壮。对孩子来说，强壮的身体意味着他能应付外界的各种刺激，身体的抵抗力和免疫力都会大幅提升，自身的阳气生发，相应的病气会随之退化。

孩子的适应能力增强

孩子在小的时候对许多事情都莫名害怕，并产生恐惧的心理，比如害怕陌生人、害怕自己去黑暗的地方、害怕有怪兽等等。随着他们年纪的增长，不会再觉得有什么可怕的。当孩子长大后，家庭环境也许没有多大改善，也许还会因为生活琐事而发生摩擦，负面效应和伤害对孩子的影响会不断减弱。更确切地说，是孩子自己已经有了适应能力，或者孩子已经寻求到自我调节的方式，即使一时感到困惑，也有了自己的疏解方式，有了保护自己的途径。人总是在不同的环境中学会生存，对抽动症孩子来说也是一样的。只要适应了，他们就不会再产生过多的负面情绪，即使产生了坏的情绪，也有了自我调节能力。

孩子的自我意识增强

孩子的自我意识逐渐增强，心理逐渐走向成熟。到了青春期，孩子在心理上会有非常大的变化，他们开始学着像大人一样看待问题、对待世界。事实上，他们确实对生活、对事情开始有了自己的想法，有了主见。在这个时候，孩子已经不是那个唯命是从的小孩，大人的话有时不仅起不到作用，还有可能激起孩子的反抗意识，也就是我们常说的叛逆期。那些对孩子小时候管教非常严格的父母，到了孩子青春期时要面临孩子激烈的叛逆期。也许对很多家长来说，叛逆是个非常不好的事情，但其实这是孩子非常正常的反应，就像弹簧，你压得越狠、越久，最后它反弹得就越厉害。当孩子自我意识增强后，父母对孩子操控的影响就会降低，那些引发孩子抽动的因素在孩子身上不断变弱，抽动症就有了走向康复的可能性。

▶ 青春期内抽动症自愈的前提条件

看到这里，很多家长会觉得自己的孩子也会在青春期康复或者自愈。但现实的情况并非如此，在青春期真正自愈的抽动症孩子并不多，很多都会持续到成年。这就涉及青春期自愈的前提条件。所谓自愈，就是没有人为地干预孩子成长的过程，充分给予孩子自我成长和调整的空间而达到痊愈。但事实上，很少有家长能做到这一点，大多数家长知道自己孩子得了抽动症后，就感觉像天塌下来一样，到处寻医问药，不辨真伪就给孩子用各种治疗方法、吃各种药物。这样做的后果，一是这个过程本身就给孩子造成了极大的心理压力，二是长期滥用药物已经破坏了孩子的自然生长，也就是说，孩子还没有到青春期的时候，身体已经被药物给伤害透支了，你还怎么指望孩子到青春期再次强壮起来呢？这样的情况下，青春期自愈的可能性就人为地降低了。

抽动症在青春期自愈的前提条件还有一个就是家庭生活环境没有继续

恶化。即使孩子小时候遭遇了不良的家庭环境，也许长期的相伴能让孩子慢慢适应父母的行为方式，习惯于家庭的生活环境，不会再为父母的一些不当行为而恐惧。但如果家庭环境一直恶化，孩子就没有了这样的缓冲空间，心理就不容易走向成熟。另外一种情况，当孩子青春期出现了叛逆时，有些家长没有处理好，比如用简单粗暴的方式强行把孩子给压制下来，继续变本加厉地控制孩子，那么孩子的自我意识不会强化，也不会表现出明显的自我想法，内心负面情绪会继续压抑，即使到了青春期，孩子的抽动症状也不会有根本性的释放和缓解。

不管怎么说，我们并不提倡让孩子等到青春期内自愈。在孩子的出现抽动症状时家长就应该及早发现及早诊断及早干预治疗，青春期前往往才是自愈的最佳阶段。家长也不能一直抱有侥幸心理，觉得孩子大了就能更好，而是要积极干预，让孩子更早地回到健康的状态。

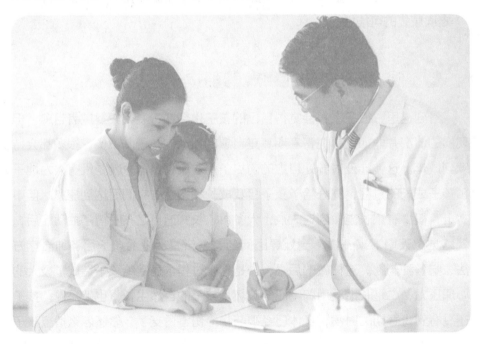

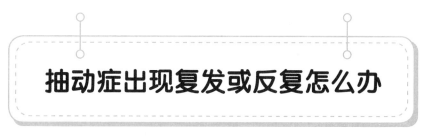

抽动症出现复发或反复怎么办

有些孩子的抽动症稳定了很长时间后，往往又会出现症状，这是孩子的抽动症复发了吗？还是本身就处于抽动症的康复过程之中的反复呢？

▶ 抽动症复发

抽动症的复发主要是指，长时间（至少一年以上）没有症状或者有轻微症状，但突然在某个节点出现抽动加重。导致抽动症复发的主要原因有：孩子成长过程中遇到了一些特殊的情况，比如惊吓、压力增大等，触发抽动；孩子本身没有彻底康复，有些虽然经过治疗后抽动消失，但孩子本身的身心素质没有得到根本性转变，时间一长，又出现了复发的情况。

可能家长以为孩子已经好了，突然又出现抽动，一下子接受不了，会感到非常的惊恐或失望。面对这种情况，家长首先要调整好心态，坦然面对孩子抽动症的复发，要知道，家长的良好心态对孩子再次康复是非常重要的。而且孩子之前能够长时间没有发生抽动，本身说明孩子身心素质已经得到了很大的改变，在家长和孩子的共同努力下，孩子依然有很大机会再次康复。

孩子抽动症复发一般面临两种情况：一种情况是突然变得很严重，甚至出现抽动集中爆发的状态，这种情况需要家长反思一下，孩子抽动症状突然变重的原因是什么，有的放矢地寻找到解决方案，包括心理疏导等，要让孩子的抽动尽快平复下来。另一种情况是孩子出现了轻微的抽动，这种情况没有什么大碍，更没必要大惊小怪，这个时候完全可以作为抽动的反复来对待，甚至不要当作复发来看待。

▶ 抽动症的反复

反复是抽动症最常见的现象，抽动症反复就是间断的，时而有抽动，时而没有抽动。当孩子一段时间内状态非常好，就没有了抽动，当孩子遇到一些压力或不开心的事情，或者在身体素质变差的情况下，抽动又会出现。之所以会出现抽动症反复，因为反复本身是康复过程的一部分。由于孩子身心发育不平衡，存在抽动，说明孩子依然需要释放内在的压力。

抽动症的反复是非常正常的现象，而且反复本身都包括在抽动症康复的进程中。在抽动症康复末期，经常会出现轻微的抽动，这些抽动不会影响孩子正常的生活。如果不注意观察，一般人也看不出孩子有抽动现象。这种情况是非常接近于康复的状态，面对反复，家长最好的心态就是忽视，不要去关注孩子的症状，更不要去提醒孩子。一切顺其自然，把孩子当成正常孩子对待。同时，还要注意提升孩子的身心素质，让孩子的身体素质更棒，心理素质更强大。那么，总有一天，孩子会最终康复的。

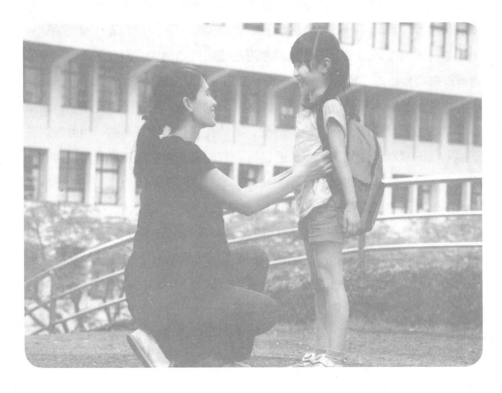

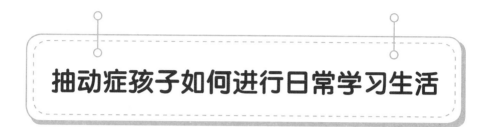

抽动症孩子如何进行日常学习生活

对孩子来说，除了身体的健康之外，最重要的事情就是学习了，而且很多家长都把孩子的学习看得非常重要。如果能处理好两者之间的关系，就能相得益彰；但如果处理不好，容易陷入恶性循环。"身体是革命的本钱"，只有身体健康，才能做好其他的很多事情。但这并不意味着我们要让孩子放弃正常的学习生活。

▶ 学习到底会不会影响孩子抽动症的康复

其实，只要是正常的学习状态，就不会影响到抽动症孩子的身体康复。而正常的学习状态就是大多数孩子都能承受的状态。在老师、同学、家长都比较温和，没有过多苛责、苛求孩子的情况下，抽动症孩子自己有一个能够适应、调节和缓解的空间。可能有些家长会认为，学习会让孩子很累，会影响到孩子的身体康复。事实并非如此，只要是正常人，总归都要做些事情，无所事事并不见得是好事，在孩子这个年龄阶段，就算他不去学校、不去学习，他自己也会找一些其他的事情去做。这就是一个孩子正常的行为，总体来看，我国幼儿园和小学的学习压力不算太大，所以即使孩子有抽动症，基本的学习生活不会有太大问题，家长应该相信孩子。

▶ 抽动症会影响孩子的学习吗

抽动症对孩子的学习会有影响，但总体影响并不是很大。一般来看，抽动症孩子都比较容易压抑自己，敏感者较多，比较在意别人的看法，在学习上一般会比较自律，也会比较听老师话，学习成绩一般不会太差。如果个别孩子的智商比较高，学习可能非常好。当然，抽动症的孩子也不是就一定会学习好。因为患有抽动症后多多少少会影响到孩子的注意力，使孩子注意力不够集中，所以就会对孩子的成绩有所影响。但总体来说影响并不大，随着孩子的成长，他的专注力和自制力更强，往往更能克服一些学习上的困难。

但如果孩子症状非常严重，在学校里肯定会受到影响的，孩子会在意别人的看法，会有较大压力。如果再加上老师批评、同学嘲笑，这种情况就会更加严重了。在学校里面，孩子可能无法全身心投入到学习当中，很容易产生自卑的情绪，也容易走神、开小差。越是这样，孩子越是会有压力，反过来也会影响到孩子的身体。

▶ 尽量让孩子坚持上学

如果孩子应付学校的学习生活比较困难，家长也应该帮助孩子克服困难，尽量坚持上学。如果孩子心理上有负担，家长应该做好孩子的心理辅导工作，不要让孩子有压力，告诉孩子爸爸妈妈很爱他，不论怎样，家长都要觉得自己的孩子很棒，接受孩子。因为只要家长接受了，孩子在外面的压力就会小很多。当然，如果连家长都觉得孩子抽动很难看，很影响别人，让自己很没面子，那么孩子肯定会觉得压力更大，这样对孩子只有伤害。家长要告诉孩子，要勇于接纳自己，表扬他即使身体不舒服还坚持上学，让孩子坚信自己一定会康复的。如有必要，也可以跟孩子的老师沟通，让老师理解孩子的处境。

坚持上学不仅能让孩子进入正常的生活，让孩子觉得自己就是个正常的孩子，这样会减轻孩子的压力，因为每个孩子都渴望像同龄人一样去生活，去学习。还能让孩子自己去适应、应付学校和学习生活，提升孩子的生活处理能力、心智水平和承受能力，同时还有机会向其他孩子学习，这样孩子反而容易健康起来。

让孩子坚持上学也能够减轻家长的焦虑情绪，毕竟很多家长把孩子的学习看得很重要。抽动症康复是一个长期的过程，我们很难坐等孩子康复后再去上学，这对孩子的影响更大。在正常的生活中，家长和孩子的情绪也容易走向正轨，也容易在情绪与疾病之间形成良性的促进。

当然，如果孩子实在无法坚持学习也不要紧，相比学习而言，孩子的身体健康才是第一位的，一个好的身体才是孩子在这个世界上生存的第一要务。即使孩子暂时不方便上学学习，过段时间调整一下，也是可以回归到正常生活的。孩子的抽动症越是严重的时候，家长越要调整好心态，这样有利于从恶性循环中走出来。否则，家长心态差，孩子压力会更大，很容易加重病情，孩子离正常的生活会更远。

▶ 孩子放学后的学习生活

有些家长比较关心孩子的特长发展，会给孩子报各种特长班。如果孩子感兴趣，很喜欢，拓展兴趣爱好也没什么问题。但如果孩子感到压力很大，还是少报为好，让孩子以正常的校内学习为第一要务。孩子学习之余，尽量让孩子少看手机，各类电子产品也要减少使用。如果孩子喜欢读书，这是非常好的习惯，可以给孩子多买些正能量的书。也许孩子读书时，遇到一些书上的情节会害怕，甚至影响病情，但读书有助于历练孩子的心性，读多了孩子就会适应。在不影响病情的情况下，孩子如果能坚持就更好，如果孩子读书后，抽动非常厉害，说明孩子心理承受力较弱，那还需要等待一段时间再读。但必要的历练是孩子必须经历的，读书是提升孩子阅历的上佳方式。

抽动症孩子的学习很重要，但他们的身体更重要，家长要试着让孩子的学习与身体素质共同进步，争取让孩子回到正常的学习生活中去。

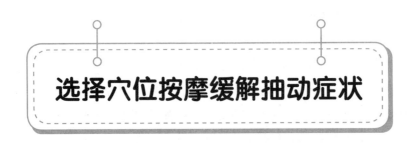

选择穴位按摩缓解抽动症状

依据中医学理论，结合温和、轻快、平稳的推拿手法，让抽动症儿童在轻松愉悦的心情及环境下进行治疗。通过按揉特定穴位可改善孩子的抽动症状。

▶ 头面部抽动时

当孩子发生头面部抽动时，要注重头部的取穴。如百会为督脉上的穴位，又名三阳五会，为足厥阴汇聚之地，按摩可醒脑开窍、育阴潜阳。现代研究证实，按摩头部诸穴可以改善大脑血液循环，调节脑神经功能活动。手足三阳经，从手走头或从头走足，人体六条阳经在头部相会；督脉统属一身阳气，亦入脑上巅，故头为诸阳之会；心手少阴之脉，其支者从心系上挟咽而系目系，循行于头面；肝足厥阴之脉，上出额与督脉会于巅，另外经别又使与阳经相表里的阴经别于阳经而与头面相连，从而人体一身之经气皆集于头面。又"脑为元神之府"，神明主宰人的一切活动，故选用头面部穴位能取得良好的疗效。

在配穴的运用方面，遵循"经脉所过，主治所及"原则，主要为局部选穴。抽动症状出现在面部，主要配地仓、颊车；抽动症状出现在颈部，主要配天柱、人迎；耸鼻主要配迎香、素髎等。随证加减，灵活应用，以缓解局部的肌肉抽动，从而达到治疗疾病的目的。

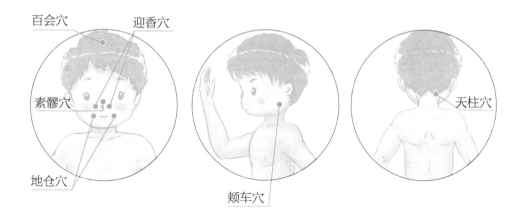

▶ 躯干部抽动时

　　抽动出现在躯干部，如吸肚子、鼓肚子、扭腰等，应配合相应穴位进行治疗。中医认为"腰背委中求"，可配伍委中穴以及下脘穴、膻中穴等进行治疗。

　　委中穴：在腘窝正中，有腘筋膜，在腓肠肌内、外头之间；布有腘动、静脉；有股后皮神经、胫神经分布。

　　下脘穴："下"，下部也；"脘"，空腔、空管也。该穴名意指任脉的上部经水在此向下而行。下脘穴归属任脉，有治疗腹胀、呕吐、肠鸣、消化不良等作用。下脘穴在腹白线上，深部为横结肠；有腹壁上、下动静脉交界处的分支；布有第八肋间神经前皮支的内侧支。

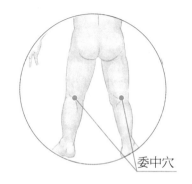

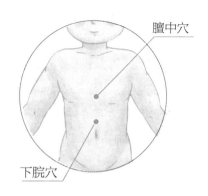

▶ 四肢部抽动时

抽动出现在四肢部，应配合相应穴位进行治疗。抽动症状出现在上肢，主要配外关、肩髃；抽动症状出现在下肢，主要配照海、丰隆。

外关穴归属手少阳三焦经，有治疗头痛、耳鸣、便秘等作用。其位于前臂背侧，在前臂后区，当阳池与肘尖的连线上，腕背侧远端横纹上2寸，尺骨与桡骨间隙中点。外关穴最早见于《灵枢·经脉》，为手少阳之络，八脉交会穴之一，通阳维脉，此穴有清热解毒、解痉止痛、通经活络之功。

肩髃穴归属手阳明大肠经，有缓解治疗肩臂疼痛、肩关节周围炎、上肢不遂等功效。其位于肩部三角肌上，臂外展或向前平伸时，肩峰前下方凹陷处。因为此穴位于肩端关节的凹陷处，故名"肩髃穴"，有疏经利节、祛风通络、理气化痰的作用。此穴属手阳明大肠经，位于肩关节，并与阳跷脉相交会，故疏经活络、通利关节的作用甚强。

照海穴归属足少阴肾经，有治疗失眠、便秘、脚气、痛经、月经不调、疝气等作用。本穴位于足内侧、内踝尖下方凹陷处，属足少阴肾经，为八脉交会穴之一，通于阴跷脉。其名称出自《针灸甲乙经》，别名阴跷穴、漏阴穴。本穴物质为水泉穴传来的地部经水，至本穴后此水形成一个较大水域，水域平静如镜，较多地接受天部照射的热能而大量蒸发水液，故名"照海穴"。《通玄指要赋》曰："四肢之懈惰，凭照海以消除。"

丰隆穴名称出自《灵枢·经脉》，是足阳明胃经的络穴。丰即丰满，隆指突起，足阳明经多气多血，气血于本穴会聚而隆起，肉渐丰厚，故名之。《会元针灸学》云："丰隆者，阳血聚之而隆起，化阴络，交太阴，有丰满之象，故名丰隆。"从腿的外侧找到膝眼和外踝这两个点，连成一条线，然后取这条线的中点，接下来找到腿上的胫骨，胫骨前缘外侧1.5寸，大约是两指的宽度，和刚才那个中点平齐，这个地方就是丰隆穴。每天按压1~3分钟，具有化痰、减肥消脂等作用。

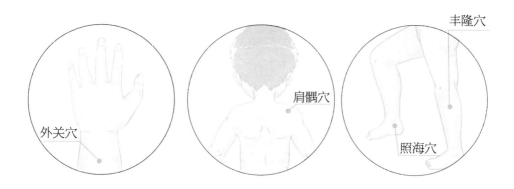

▶ 发声清嗓时

抽动症状出现喉间发声异常,主要配天突、大椎。

天突穴归属任脉,有治疗咳嗽、哮喘、失音、呕吐、呃逆、瘿瘤等作用,位于前正中线上,胸骨上窝中央。其名称出自《灵枢·本输》,属任脉,为阴维、任脉之会,别名玉户穴、天瞿穴。

大椎穴属督脉,是三阳、督脉之会,别名百劳、上杼,有养生保健、延年益寿等作用。大椎穴位于人体的颈部下端,第七颈椎棘突下凹陷处。

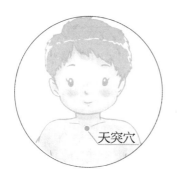
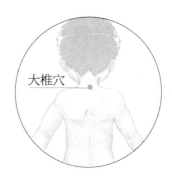

抽动症儿童如何运动

抽动症儿童要进行适当的体育锻炼，但要避免过于剧烈的运动，而且在病情稳定时和严重时的运动应有所不同。体育锻炼是一种无不良反应且对改善儿童肥胖和骨质健康具有显著作用的干预手段。儿童青少年时期的运动对成年以及老年时期骨健康的维持起到很大的作用。在抽动症儿童中，运动型抽动症多伴有肢体抖动等动作，适当的运动可以减轻运动抽动的症状。研究证实，体育锻炼可显著改善6~10岁儿童的体质健康相关指标和骨密度。而且体育锻炼的方式多种多样，且每种锻炼方式都具有各自的特点，我们应鼓励并支持抽动症儿童积极进行适度的体育锻炼。

对于幼儿与学龄前儿童，每天的运动量建议是累计达到3小时。通常来讲，只要能达到活动四肢目的的运动都可以，家长可根据孩子的年龄选择合适的运动。比如：4~6岁这个年龄段的孩子做各种动作的身体功能已基本完善，可以根据孩子的性格特点，培养他们对某种体育活动的热爱，如溜冰、游泳、滑板、骑行等。

从中医角度来讲，小儿乃稚阴稚阳之体，运动能促进人体阳气的生发，所以体育锻炼对于生长发育、人体的各项生理功能的发展都是有利的。同时，如果从小养成良好的运动习惯，那么对孩子的一生来说都是一笔宝贵的财富。

▶ 游泳

游泳是一种全身性运动，不但可以减肥，还可提高心肺功能，锻炼几乎所有的肌肉，还可避免下肢和腰部运动性损伤。在陆地上进行减肥运动时，因肥胖者体重大，身体（特别是下肢和腰部）要承受很大的重力负荷，运动能力降低，易疲劳，使减肥运动的兴趣大打折扣，并可损伤下肢关节和骨骼。而游泳项目在水中进行，肥胖者的体重有相当一部分被水的浮力承受，因此下肢和腰部会轻松许多，关节和骨骼损伤的危险性大大降低。

要想获得良好的锻炼效果，还需要有计划地进行锻炼：初练者可以先连续游3分钟，然后休息1~2分钟，再游2次，每次也是3分钟。如果不费很大力气便完成，就可以进入第二阶段：不间断地匀速游10分钟，中间休息3分钟，一共进行3组。如果仍然感到很轻松，就可以开始每次游20分钟，直至增加到每次游30分钟为止。如果感觉强度增加的速度太快，也可以按照自己能够接受的进度进行。另外，游泳消耗体力比较大，最好隔一天一次，让身体有一个恢复的时间。

游泳时人体的新陈代谢速度很快，30分钟就可以消耗1100千焦的热量，而且这样的代谢速度在人离开水以后还能保持一段时间，所以游泳是非常理想的减肥方法。而对于比较瘦弱者，游泳反而能够让体重增加，这是由于游泳对肌肉的锻炼作用使肌肉的体积和重量增加。可以说游泳能把胖人游瘦了，把瘦人游胖了，让所有游泳爱好者都有一个优美的线条。

▶ 太极拳

太极拳是以太极学说为理论基础，以掤、捋、挤、按、踩、挒、肘、靠、进、退、顾、盼、定等十三势作为运动技术核心，属于中低强度的有氧运动。

有研究表明，长期练习太极拳可以恢复并保持交感-副交感神经之间的平衡，促进具有营养神经和保护神经作用的胰岛素样生长因子的生成，并随锻炼的逐步进行而使其浓度持续升高。

有研究发现，抽动症儿童在经过16周的太极拳训练后，患儿原本表现出的社交退缩、多动和交往不良分值显著减小，而前庭功能、本体感觉、独立因子和认知因子得分显著增加。这说明通过定期的太极拳锻炼，对抽动症具有一定的治疗效果。其作用可能与中医导引术中所注重的调心、调息和调身相关。

太极拳健身的关键是注重意、气和形的配合与锻炼。在整个练习过程中，强调以心行气、以气运身，通过动静的结合以养心调神，舒缓患儿的紧张情绪，通过机体在动静开合之间互相转化以缓解肌肉的僵硬、痉挛。但太极拳动作复杂，要领较多，更适合年龄大一些的孩子。

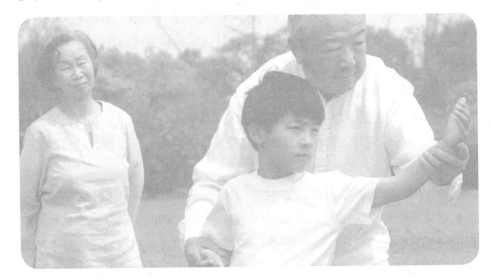

▶ 易筋经

易筋经同样是中医导引的一种，以《易经》为哲学基础，以《素问》《灵枢》为理论指导，通过伸筋拔骨、吐故纳新、守中致和，达到强筋壮骨、固摄精气、濡养腑脏、涵养心性的效果。

易筋经的十二势导引法与中医经络学中十二经筋相应，动作主要由"肢体规范"和"仿生运动"两大部分组成，练习时一开一合，动静相宜，调形调神，调节十二条经络，可"聚精、养气、存神"。如通过十二势中的摘星换斗势、青龙探爪势、九鬼拔马刀势、三盘落地势等导引动作可有效缓解颈肩、胸腹、四肢等部位的肌肉紧张，以令筋和，筋经气血通畅，进而干预抽动症的运动抽动。

易筋经不同于其他导引之处在于，预备势和卧虎扑食势的导引动作中结合了咳嗽、吼叫的动作。肝为风木之脏，其声为呼，此类导引动作可呼出浊气，调畅气机，通过形体的放松配合呼吸的调整，可防治发声抽动，特别适合具有发声抽动症状的患儿。

有研究表明，通过伸筋拔骨的形体锻炼，使人体松心静，意念的集中可强化大脑神经中枢意念，平衡大脑皮质兴奋-抑制状态，能明显改善青少年、中老年人的不良心理状态，如强迫、敌对、偏执、恐怖、抑郁、焦虑、失眠等症状，因此对于伴有情绪异常的抽动症患儿亦有治疗效果。

▶ 五禽戏

五禽戏相传为华佗所创，属仿生类导引。《后汉书·华佗传》记载："吾有一术，名五禽之戏：一曰虎，二曰鹿，三曰熊，四曰猿，五曰鸟。亦以除疾，兼利蹄足，以当导引。体有不快，起作一禽之戏，怡而汗出，因以著粉，身体轻便而欲食。"

五禽戏将人体运动和动物的姿势形态特点形象地结合，以脊柱为中心，带动全身关节肌肉活动，并在每个动作后期要求姿势的维持，使肌肉在不同方向得到牵伸放松，从而增强肌肉的柔韧性，改善关节活动度。

五禽戏的"戏"字，突出了导引的娱乐性，孩子天性喜好模仿、喜好玩乐，模仿动物的行为可以帮助孩子从内心深处更容易接受五禽戏的训练，并做到有规律地练习。

有研究表明，规律地练习五禽戏可改善抑郁情绪，调节自我感觉以及心境低落的程度，从而激发思维活跃度，提高自信心，增强记忆力，缓解睡眠障碍。

因此，五禽戏训练可以帮助孩子放松全身肌肉，缓解紧张情绪，能提高积极性，保持良好的情绪和积极乐观的心态，促进身心健康。

虎戏
/////

自然站式，俯身，两手按地，用力使身躯前耸并配合吸气，当前耸至极后稍停；然后身躯后缩并呼气；如此3次。继而两手先左后右向前挪移，同时两脚向后退移，以极力拉伸腰身；接着抬头面朝天，再低头向前平视；最后如虎行走般，以四肢前爬7步、后退7步。

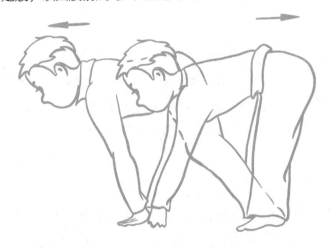

鹿戏
/////

双手双脚支撑，吸气，头颈向左转，双目向左侧后视，当左转至极后稍停；呼气，头颈回转，当转至面朝地时再吸气，并继续向右转，一如前法。如此左转3次，右转2次，最后回复如起势。然后抬左腿向后挺伸，稍停后放下左腿，抬右腿如法挺伸。如此左腿后伸3次，右腿2次。

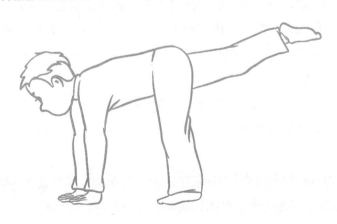

熊戏

仰卧，两腿屈膝拱起，两脚离床席，两手抱膝下，头颈用力向上，使肩背离开床席；略停，先以左肩侧滚落床面，当左肩一触及床席即立即复头颈用力向上，肩离床席；略停后再以右肩侧滚落，复起。如此左右交替各7次。然后起身，两脚着床席成蹲式，两手分按同侧脚旁；接着如熊行走般，抬左脚和右手掌离床席；当左脚、右手掌回落后即抬起右脚和左手掌。如此左右交替，身躯亦随之左右摆动，片刻而止。

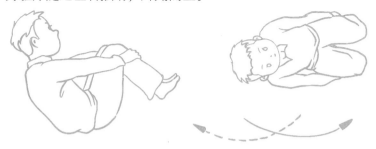

猿提

两掌在体前，伸直分开，再屈腕撮拢捏成猿钩；两手上提至胸，耸肩提肛收腹，同时提踵，向左转颈部，眼睛平视左移；头转正，两肩下沉，松腹落肛，脚跟着地，猿钩变掌，掌心向下落回身体两侧。右式同左式，向右转颈，其他相同。

鸟戏

自然站式。吸气时抬起左腿，两臂侧平举，扬起眉毛，鼓足气力，如鸟展翅欲飞状；呼气时，左腿回落地面，两臂回落腿侧。接着，抬右腿如法操作。如此左右交替各7次。然后坐下。屈右腿，两手抱膝下，拉腿膝近胸；稍停后两手换抱左膝下如法操作。如此左右交替亦7次。最后，两臂如鸟理翅膀般伸缩各7次。

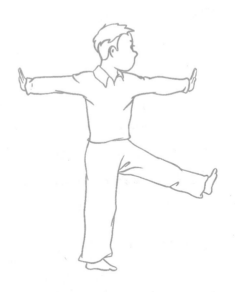

▶ 八段锦

八段锦功法是一套独立而完整的健身功法，起源于北宋，至今共八百多年的历史。古人把这套动作比喻为"锦"，意为五颜六色、美而华贵，体现其动作舒展优美。此功法分为八段，每段一个动作，练习无需器械、无需场地，简单易学。经常练习八段锦可强健脏腑，对缓解孩子的抽动很有益处。

第一式：两手托天理三焦

两脚平行开立，与肩同宽。两臂徐徐分别自左右身侧向上高举过头，十指交叉，翻转掌心极力向上托，使两臂充分伸展。同时缓缓抬头上观，要有擎天柱地的神态，此时缓缓吸气。翻转掌心朝下，在身前正落至胸高时，随落随翻转掌心再朝上，微低头，眼随手运。同时配以缓缓呼气。如此两掌上托下落，练习4~8次。

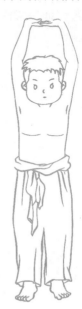

第二式：左右开弓似射雕

两脚平行开立，成马步站式。上体正直，两臂平屈于胸前，左臂在上，右臂在下。右手握拳，左手食指与拇指呈八字形撑开，左手缓缓向左平推，左臂展直，同时右臂屈肘向右拉回，右拳停于右肋前，拳心朝上，如拉弓状，眼看左手。再朝右开弓，动作相同，唯左右相反。展臂及拉弓时吸气，复原时呼气。如此左右各开弓4~8次。

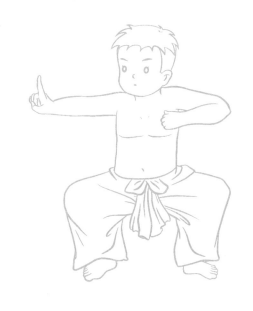

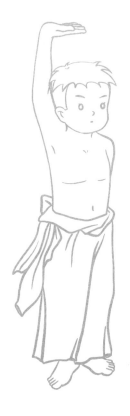

第三式：调理脾胃须单举

自然站立，两手前伸，掌心朝上，上提至与胸同高，两手收回至脸前，两手翻转使左掌心向上，右掌心向下，做阴阳掌动作，左掌上提至头顶上，成托天姿势，抬头注视左掌；右掌下压成按地姿势，左手臂伸直，由左外侧慢慢放下，头回正，双掌下垂放松，再右掌上提左掌下压做一次。全程依此左右手之顺序反复各做二轮。

第四式：五劳七伤往后瞧

自然站立，两手前伸，掌心向上，手臂伸直慢慢上提，两手上提，至与胸同高，双掌翻转，掌心向下，两手慢慢放下，同时头慢慢转向左侧，两手放至身体两侧，同时头转向左侧，眼睛尽力看左后脚跟，最后一次吐气时，两手慢慢放下后，即回复预备姿势。再依同样动作，头转向右侧，尽力看右后脚跟。全程依此头部转向左、右侧之顺序，反复各做二轮。

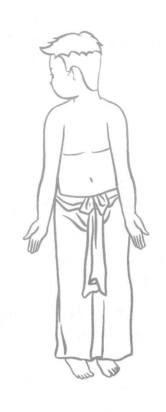

第五式：摇头摆尾去心火

左脚横跨一大步，蹲马步，身体坐正，双手虎口向外，掌心向下放在膝盖上方约15厘米处，先做右弓箭步，重心移至右脚，左脚伸直，眼看右前方，然后弯腰，眼看右脚尖，再将重心移至两脚中央，身体坐正，眼睛向前看，再做左弓箭步。全程依此右、左之顺序反复各做二轮后，恢复自然站立姿势。

第六式：两手攀足固肾腰

自然站立，两手伸直上举至头顶上，两手交互向上拉伸二次，身体向上伸，微向后仰。弯腰，两手尽量伸至脚尖，然后抬头眼睛向上看。头低下，慢慢起身，双掌顺着双腿两侧慢慢轻抚上移，托住后腰身体向后仰，身体回正，两手放下。复演练此动作二轮后，恢复自然站立姿势。

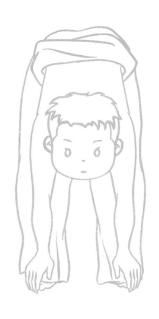

第七式：攒拳怒目增气力

左脚向左横跨一大步，两手轻轻握拳，拳心向上，提至腰际。 左拳向前推出，拳心转向下，同时蹲马步，怒目看左拳，右拳微向后拉。收回左拳，双手握拳置于两侧腰际，同时慢慢站起来。两手慢慢放下，并松开两拳。两手腕交叉在小腹前，由下往上提升至头顶上，抬头眼睛往上看。两手由上往下向左右两侧画大圆圈，慢慢放下，恢复预备姿势。再换右拳推出，其余均与前述同。全程依此左右拳推出之顺序反复各做二轮后，恢复自然站立姿势。

第八式：背后七颠百病消

脚跟脚尖并拢，提起脚跟，两手掌向下，屏气、收缩臀部，全身紧绷，停留约5秒钟。全身力量突然放松、脚跟用力跺地、膝盖微弯、双手亦顺势稍向前轻甩推出，同时由口中快速吐气。依此顺序反复三次，第三次后放下脚跟时要轻要慢。全程如前述反复做二轮后恢复自然站立姿势。

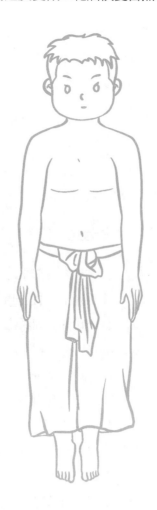

▶ 抽动症儿童不适合哪些锻炼项目

儿童抽动症的发生机制仍不明确，可能与大脑基底神经节改变有关，或因神经递质失衡导致，如多巴胺、5-羟色胺、去甲肾上腺素、肾上腺素等。适宜的运动能有效地促进身体功能的提高，增强体质，调节神经递质的分泌；但剧烈运动会在短时间内促进大量神经递质的生成，而导致神经-精神-心理-行为的进一步失衡，且剧烈运动所产生的乳酸堆积也会加剧肌肉僵硬、痉挛，因此不推荐进行中高强度的运动。

运动强度是指动作时用力的大小和身体的紧张程度，是决定运动负荷的主要因素之一。影响运动强度的因素主要有：练习的密度、练习的间歇时间、动作速度、练习所负的重量、每次跳跃的高度以及动作的难度和复杂性。如果强度过大，超过身体的承受能力，反而会使身体功能减退，甚至损害身体健康。

一般情况下，中等强度运动相当于运动时动用60%~70%的心率，其中包括快走（大于等于5千米/小时）、骑车（小于16千米/小时）、打网球、打羽毛球等。

高强度运动相当于运动时动用71%~85%的心率，会让人感觉到明显的疲劳，比如竞走、快速跑、踢足球、打篮球、有氧操、跳绳等。

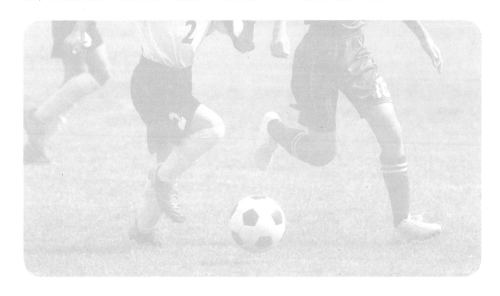

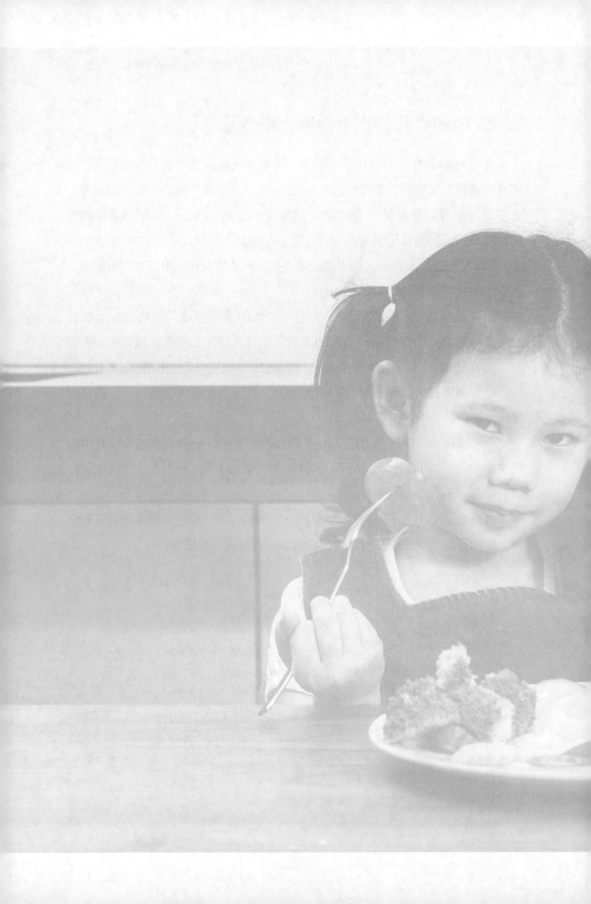

Part 3

抽动症儿童的健康饮食

家长要合理搭配孩子的饮食，以免孩子因为饮食不当而出现抽动症状。

▶ 合理安排一日三餐

儿童每天应安排早、中、晚三次正餐，在此基础上还应至少有2次加餐，一般分别安排在上、下午各一次，如果晚餐时间比较早，还可以在睡前2小时安排一次加餐。加餐以奶类、水果为主，配以少量松软面点；而晚间加餐不宜安排甜食，以预防龋齿。

儿童膳食应注意：两次正餐之间应该间隔4~5小时，加餐与正餐之间应间隔1.5~2小时；加餐量应该少一点，以免影响正餐的进食量；另外，家长也需要根据季节和饮食习惯更换和搭配食谱。

这个年龄段的孩子注意力不易集中，容易受到环境的影响，比如吃饭的时候看电视、玩玩具等都容易降低孩子对饭菜的关注度，进而影响到孩子的进食量和营养的摄入。因此，家长应该尽量做到：

- 尽可能给孩子提供固定的就餐座位，定时定量进餐；
- 避免追着喂、边吃边玩、边吃边看电视等行为；
- 吃饭细嚼慢咽，但不拖延，最好在30分钟内吃完；
- 让孩子自己使用筷子、勺子等餐具吃饭，养成自主进食的习惯，这样既能增加孩子的吃饭兴趣，又能培养孩子的自信心和独立能力。

▶ 主食多样，粗细搭配

儿童正处在生长发育阶段，新陈代谢旺盛，对各种营养素的需要量相对高于成人，合理营养不仅能保证他们的正常生长发育，而且可为其成年后的健康打下良好基础。食物是多种多样的，各种食物所含的营养成分不完全相同，任何单一的天然食物都不能提供人体所必需的全部营养素。儿童的膳食必须是由多种食物组成的平衡膳食，才能满足其对各种营养素的需要，因而提倡广泛食用多种食物。

谷类食物是人体能量的主要来源，也是我国传统膳食的主体，可为儿童提供糖类、蛋白质、膳食纤维和B族维生素等。儿童的膳食也应该以谷类食物为主体，并适当注意粗细粮的合理搭配。

儿童的饮食需讲究粗细搭配，因为粗粮可以提供细粮所不具备的营养成分。如赖氨酸和蛋氨酸，在粗粮中的含量远远高于细粮。赖氨酸是帮助蛋白质被人体充分吸收和利用的关键物质，补充足够的赖氨酸才能提高蛋白质的吸收和利用，达到均衡营养，促进生长发育的目的。各种杂粮各有长处：小麦含钙高；小米中的铁和B族维生素含量较高。因此，儿童饮食应粗细搭配，获取更全面的营养。一般情况下，一天宜吃一顿粗粮、两顿细粮。若将粗细粮搭配食用，如做成八宝粥、二米饭、豆沙包等，可使食物中的蛋白质成分互相补充，从而提高食物的营养价值，对儿童的成长发育非常有帮助。

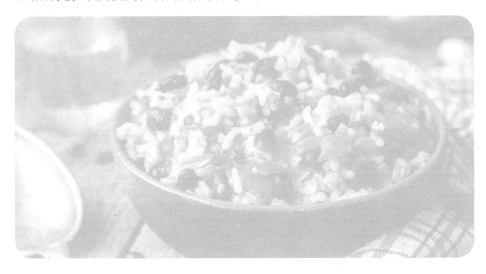

▶ 适量食用鱼、禽、蛋、瘦肉

鱼、禽、瘦肉等动物性食物是优质蛋白质、脂溶性维生素和矿物质的良好来源。动物蛋白的氨基酸组成更适合人体吸收，且赖氨酸含量较高，有利于补充植物蛋白中缺乏的赖氨酸。肉类中铁的利用较好，鱼类特别是海产鱼所含不饱和脂肪酸有利于儿童神经系统的发育。动物肝脏含维生素A极为丰富，还富含维生素B_2、叶酸等。我国农村有相当数量的学龄前儿童平均动物性食物的消费量还很低，应适当增加摄入量，但是部分大城市学龄前儿童膳食中优质蛋白比例已满足需要甚至过多，同时膳食中饱和脂肪的摄入量较高，谷类和蔬菜的消费量明显不足，这对儿童的健康不利。鱼、禽、兔肉等含蛋白质较高、饱和脂肪较低，建议儿童可经常吃这类食物。

▶ 适量吃新鲜蔬菜、水果

儿童由于身体发育的关系，对维生素的需求量比较大，而大部分维生素不能在体内合成或合成量不足，必须依靠食物来提供。此时，家长们应鼓励儿童适当多吃蔬菜和水果，而且蔬菜和水果所含的营养成分并不完全相同，不能相互替代。在制备儿童膳食时，应注意将蔬菜切小、切细，以利于儿童咀嚼和吞咽，同时还要注意蔬菜水果品种、颜色和口味的变化，激发儿童对蔬菜水果的兴趣。

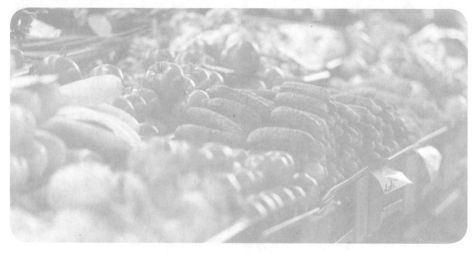

● 饮食要清淡少盐

家长们在为儿童烹调加工食物时，宜清淡少盐，同时应尽可能保持食物的原汁原味，让孩子优先品尝和接纳各种食物的自然味道。为了保护儿童较敏感的消化系统、避免干扰或影响儿童对食物本身的感知和喜好、食物的正确选择和膳食多样的实现、预防偏食和挑食的不良饮食习惯，儿童的膳食应清淡、少盐、少油脂，并避免添加辛辣等刺激性物质和调味品。抽动症状在进食时可能会频繁发作，主要与儿童饮食结构不合理及不良饮食刺激有关，如小儿喜食口味重的、过咸、过甜、含糖量高的食品，所以家长要帮助孩子从小养成清淡少盐的饮食习惯，对其健康大有益处。

● 营养摄入要均衡

均衡的营养是指膳食营养物质能充分满足儿童对各种营养的要求。营养物质从结构上可理解为两大类：大营养与小营养。大营养是指蛋白质、糖类、脂肪三大营养物质；小营养是指维生素、矿物质、微量元素和纤维素。

糖类

糖类是供给机体热量的营养素，也是体内一些重要物质的重要组成成分；它还参与帮助脂肪完成氧化，防止蛋白质损失；神经组织只能依靠糖类供能，其对维持神经系统的功能活动有特殊作用。膳食中如果糖类摄入不足，可导致热能摄入不足，体内蛋白质合成减少，机体生长发育迟缓，体重减轻；如果糖类摄入过多，导致热能摄入过多，则易造成脂肪积聚过多而肥胖。如粮谷类、薯类、杂豆类（除大豆外的其他豆类）等，除含有大量淀粉外，还含有其他营养素，如蛋白质、无机盐、B族维生素及膳食纤维等。因此在安排儿童膳食时，应注意选用谷类、薯类和杂豆类食品，既能提供糖类，又能补充其他营养素。

儿童每日膳食中，糖类推荐的摄入量应占总热能的50%~60%。糖类中的膳食纤维可促进肠蠕动，防止幼儿便秘。但是蔗糖等纯糖摄取后会被迅速吸收，容易以脂肪的形式储存，易引起肥胖、龋齿和行为问题。因此，儿童不宜过多摄入纯糖，一般每日以10克为限。

蛋白质

蛋白质是构成人体组织的主要成分，是
供给氮的唯一来源，人体的一切细胞组织
都由蛋白质组成，许多具有重要生理
作用的物质如果缺少蛋白质就无法合
成，如：有催化作用的酶；调节各种
代谢过程的蛋白激素；输送各种小
分子、离子的运输蛋白；控制肌肉收
缩的肌动蛋白；有防御功能的免疫球蛋
白；构成机体支架的胶原蛋白等。

一般情况下，供给热能不是蛋白质的主要功
能，但是在组织细胞不断更新的过程中，蛋白质分解成氨基酸后，有一小部
分不再利用而分解产热，也有一部分被人体吸收的氨基酸由于摄食过多或不
符合体蛋白合成的需要，则氧化产热。人体每天所需热能有10%～15%来自
蛋白质。在特殊情况下，当糖和脂肪摄入不足时，蛋白质就会承担产生热能
的任务。

机体储存的蛋白质很少，在营养充足时，也不过只有体蛋白总量的1%
左右。这种蛋白质称为易动蛋白，主要储存于肝脏、肠黏膜和胰腺，丢失后
对器官功能没有改变。但是当膳食蛋白缺乏时，组织蛋白分解快、合成慢，
会导致如下一系列生理、病理改变和临床表现：肠黏膜和消化腺较早累及，
临床表现为消化吸收不良、腹泻；肝脏不能维持正常结构与功能，出现脂肪
浸润；血浆蛋白合成发生障碍；酶的活性降低，主要是黄嘌呤氧化酶和谷氨
酸脱氢酶降低；由于肌肉蛋白合成不足而逐渐出现肌肉萎缩；因抗体合成减
少，对传染病的抵抗力下降；由于肾上腺皮质功能减退，很难克服应激状
态；胶原蛋白合成也会发生障碍，使伤口不易愈合；儿童时期可见骨骼生长
缓慢、智力发育障碍。若蛋白质长期摄入不足，可逐渐形成营养性水肿，严
重时导致死亡。

儿童正处于生长发育的关键时期，蛋白质的供给特别重要。每天都应供给45~55克的足量蛋白质。

对儿童来说，其热量需要量每日约为6700千焦，其中蛋白质的供热量最好能达到每日840千焦。除了保证膳食中有足够的蛋白质数量以外，还应尽量使膳食蛋白质的必需氨基酸含量和比例适合儿童的需要，这就是说，除了数量，还要注意孩子饮食中蛋白质的质量。这就要求在膳食中动物性蛋白质和大豆类蛋白质的量要占蛋白质总摄入量的1/2，可从鲜奶、鸡蛋、肉、鱼、大豆制品等食物中摄取。其余所需的1/2蛋白质可由谷类食物提供，如从粮食中获得。

脂肪

脂肪是一种富含热量的营养素。它主要供给机体热能，帮助吸收脂溶性维生素，构成人体各脏器、组织的细胞膜。储存在体内的脂肪还能防止体温散失及保护内脏不受损害。体内脂肪由食物内脂肪供给或由摄入的碳水化合物和蛋白质转化而来。儿童正处在生长发育期，需要的热能相对高于成人。在孩子的膳食中供给足量的脂肪，可缩小食物的体积，减轻胃肠负担。如果以蛋白质和糖类代替脂肪，都将过分增加胃肠负担，甚至导致消化功能紊乱。

如果膳食中缺乏脂肪，儿童往往会体重不增、食欲差、易感染、皮肤干燥，甚至出现脂溶性维生素缺乏病；但若热能摄入过多，特别是饱和脂肪酸摄入过多，体内脂肪蓄积，就会造成肥胖，日后患动脉粥样硬化、冠心病、糖尿病等疾病的风险就会增加。

脂肪的主要来源有动物脂肪和植物油。植物油的不饱和脂肪酸含量高，熔点低，常温下不凝固，容易消化吸收；动物脂肪以饱和脂肪酸为主，胆固醇含量较高。儿童每日膳食中脂肪推荐的热量摄入量应占总热量的30%～35%。这一数量的脂肪不仅能提供所需的必需脂肪酸，而且有利于脂溶性维生素的吸收。在学龄前儿童的膳食中供给的脂肪要适量，因为摄入过量的脂肪会增加脂肪储存，从而引起肥胖。

维生素

维生素是人体内含量很少的一类低分子有机物质。它不能提供热能，一般也不作为机体构成成分，但对维持人体正常生理功能有着极其重要的作用。大部分维生素不能在体内合成或合成量不足，必须依靠食物来提供。

维生素A和胡萝卜素。 维生素A主要存在于动物和鱼类的肝脏、脂肪、乳汁及蛋黄内。有色蔬菜和水果，如胡萝卜、菠菜、杏、柿子等含胡萝卜素较多，胡萝卜素在人体内可转化成维生素A。维生素A是一种相对稳定的化合物，耐热、耐酸、耐碱，不溶于水，在油脂内稳定，故受一般烹饪过程的影响小。维生素A能促进儿童的生长发育，保护上皮组织，防止眼结膜、口腔、鼻咽及呼吸道的干燥损害，有间接增加抵抗呼吸道感染的能力；还可维持正常视力，防止夜盲症的发生。维生素A供给量为每日500～700微克，动物肝脏、鱼肝油、奶类与蛋黄类食物中含量丰富。但过多服用维生素A制剂可造成体内维生素A积蓄，导致中毒。

维生素B_1。 维生素B_1能促进儿童生长发育，调节糖类代谢。当缺乏维生素B_1时，可能造成儿童生长发育迟缓，出现神经炎、脚气病（皮肤感觉迟钝、肌肉运动功能减退、心慌气短、全身水肿或急性心力衰竭）等。儿童需要每天从食物中补充维生素B_1，每日需求量在0.8～1.0毫克，谷物的胚和糠麸、酵母、坚果、豆类、瘦肉等都是维生素B_1的良好来源，尤其是粮食的表皮含有丰富的维生素B_1。

维生素B_2。 维生素B_2对氨基酸、脂肪、糖类的生物氧化过程及热能代谢极为重要。当缺乏维生素B_2时，儿童生长发育受阻，易患皮肤病、口角炎、唇炎等。儿童需要每天从食物中补充维生素B_2，每日供给0.8～1.0毫克。维生素B_2可从动物肝脏、奶类、蛋黄、绿叶蔬菜中获取。

维生素B_6。 维生素B_6对维持细胞免疫功能、调节大脑兴奋性有重要作用。维生素B_6可从肉、鱼、奶类、蛋黄、酵母、动物肝脏、全谷、豆类、花生等食物中摄入。

维生素D。 维生素D主要存在于动物肝脏、蛋黄等食物中，每天需要10微克，在鱼肝油、蛋黄、动物肝脏中含量较高。无机盐中的钙、磷、铁及碘、锌、铜等元素均应摄入足够，以保证骨骼和肌肉的发育。植物中的麦角固醇及人体皮肤、脂肪组织中的7-脱氢胆固醇通过阳光下的紫外线照射，可形成维生素D。维生素D的主要生理功能为调节钙、磷代谢，帮助钙的吸收，促进钙沉着于新骨形成部位。儿童如果缺乏维生素D，容易发生佝偻症及手足抽搐症。儿童对维生素D的摄入主要由食物提供，但通过户外阳光照射也可产生维生素D，所以为了预防维生素D缺乏，应让孩子多晒太阳。

维生素C。维生素C又称为抗坏血酸，对人体具有多种生理与药理作用，除维持牙齿、骨骼、血管、肌肉等一般功能外，还具有明显的免疫增强作用。柑橘、橙子、葡萄等水果含有丰富的维生素C，辣椒、西红柿、花椰菜、青豆、豌豆中的维生素C含量也不少。但是超量维生素C会破坏食物中的维生素B_{12}，还会影响到胡萝卜素的利用，因此在进餐时不要大量摄入维生素C。总之，维生素C有利于改善免疫功能，但应注意科学应用。儿童每日需要40～45毫克的维生素C，可从山楂、橘子、西红柿等新鲜水果蔬菜中摄取。

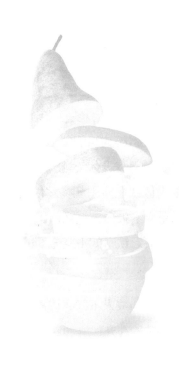

矿物质

钙。钙是塑造骨骼的主要材料，其中99％的钙集中于骨骼和牙齿中。短暂的钙摄入不足或其他原因引起的钙减少会造成急性血钙降低，神经兴奋性增高，从而引发手足抽搐，甚至惊厥。钙摄入过低并伴有维生素D缺乏，日晒少，可导致生长发育迟缓、软骨结构异常，甚至因骨钙化不良而出现多处骨骼畸形、牙齿发育不良等情况。儿童正处于生长发育阶段，骨骼的增长最为迅速，在这一过程中需要大量的钙质。如果膳食中缺钙，儿童就会出现骨骼钙化不全的症状，如鸡胸、O形腿、X形腿等。

儿童每日钙的适宜摄入量为800毫克。乳类含钙量高，易吸收，是儿童膳食钙的良好来源。儿童可食用连皮带骨的小虾、小鱼及一些硬果类，以增加钙的摄入量。豆类、绿叶蔬菜也是钙的良好来源。

铁。铁是人体必需的微量元素，而多发性抽动症儿童的血清铁有所降低，关于此点国内外均有大量的报道。铁缺乏不仅影响小儿造血系统，也可影响小儿的智力发育。铁对抽动症的影响发生于缺铁性贫血之前，在贫血不严重时也可有神经精神改变，患儿表现为烦躁不安、对周围事物漠不关心、注意力不集中、反应迟钝、学习成绩下降等。血清铁降低使体内含铁酶及铁依赖酶活性受到影响，作为铁依赖酶的单胺氧化酶活力降低，导致儿茶酚胺代谢紊乱，使脑组织多巴胺含量升高、5-HT浓度下降及多巴胺受体功能异常，铁缺乏引起脑组织能量代谢障碍和神经递质代谢失调，儿茶酚胺代谢途径改变及多巴胺受体功能异常，从而出现多发性抽动症的一系列临床表现。这可能是低铁血症引起多发性抽动症的发病机制。此外，血清铁下降使脑细胞内微量元素失衡，高锰使单胺类神经递质紊乱可能也是发病的一个因素。

儿童缺乏铁有如下几方面的原因：

- 儿童与成人不同，内源性可利用的铁较少，其需要的铁更多依赖食物铁的补充；
- 儿童的膳食中，奶类食物仍占较大比重，其他富含铁的食物较少，也是易发生铁缺乏和缺铁性贫血的原因。

儿童每日铁的适宜摄入量为12毫克，动物性食品中的血红素铁吸收率一般在10%或以上，所以动物肝脏、动物血、瘦肉是铁的良好来源。膳食中丰富的维生素C可促进铁的吸收。豆类、绿叶蔬菜、红糖、禽蛋类中所含铁虽为非血红素铁，但含量较高可以利用。

碘。从妊娠开始至出生后2岁，婴幼儿的脑发育必须依赖甲状腺激素的存在，而碘缺乏可致甲状腺激素分泌减少，导致不同程度的脑发育迟缓。碘缺乏可引起单纯性地方性甲状腺肿，儿童可表现为体格发育迟缓、智力低下，严重的可致呆、傻等。

儿童每日碘的推荐摄入量为9微克。使用碘强化食盐烹调的食物是碘的重要来源，含碘较高的食物主要是海产品，如海带、紫菜、海鱼、海虾、海贝类。儿童每周应至少吃一次海产品。

铜。缺乏铜元素也可使单核细胞和T细胞数量减少，使淋巴细胞对抗原反应的能力减弱。动物实验证明，缺乏铜的小鼠，其白细胞介素的水平仅为正常鼠的40%~50%。并发现在发生感染时，血清铜升高，刺激并增加肝脏合成和释放铜蓝蛋白，有利于抵抗微生物的侵袭。而血铜升高主要与中性粒细胞及巨噬细胞被激活时分泌的一种白细胞内源性物质有关，该物质与相关的靶细胞接触，并发挥重要的免疫调节及杀菌功能。

锌。研究发现，锌的缺乏与儿童多发性抽动症有密切关系。锌是一种重要的微量元素，多种酶的合成均与锌有关，锌缺乏会直接影响到包括乙酰胆碱酯酶在内的多种酶的生理活性，而乙酰胆碱的异常已经被证实是一种引起多发性抽动症的神经生化因素。锌元素作为人体细胞内的一种介质，还参与基因表达、免疫、细胞再生和清除自由基等生命活动过程，其浓度与细胞的命运有关，如再生、分化和凋亡。缺锌可引起脑超微结构的改变和脑功能障碍，出现认知功能损害和行为异常，与临床上抽动症患者中普遍存在注意力不集中、瞬时记忆力下降、学习困难等症状相符。多发性抽动症儿童多有偏食、厌食情况，对锌含量较多的食物摄入不足，导致体内锌元素不足，诱发和加重多发性抽动症。临床上监测多发性抽动症儿童的锌元素水平，积极纠正患儿厌食、偏食现象，增加患儿体内锌元素的含量，有利于对小儿多发性抽动症的诊断和治疗效果的提高。

儿童每日锌的推荐摄入量为12毫克，人体可通过摄取食物来满足组织细胞对锌的生理需要。所有食物均含有锌，但不同食物中的锌含量和利用率差别很大，动物性食物的锌含量和生物利用率均高于植物性食物。锌最好的食物来源是贝类食物，如牡蛎、扇贝等，利用率也较高；其次是动物的内脏（尤其是肝）、蘑菇、坚果类和豆类；肉类（以红肉为多）和蛋类中也含有一定量的锌，牛、羊肉的锌含量高于猪肉、鸡肉、鸭肉。

如果我们通过医院检查测定确实缺锌，还可遵照医嘱使用锌制剂治疗。

水。水是人类赖以生存的重要条件。各种营养素在人体内的消化、吸收、运转和排泄，都离不开水；水是构成人体组织的主要成分；水还能调节体温，并能止渴。人体的水含量随年龄、性别、胖瘦的不同而有差异。年龄越小，体内含水量越多；脂肪组织越多，含水量越少，所以肥胖者体内含水量相对较少。水的需要量主要取决于机体的新陈代谢和热量的需要。此外，温度的变化、人的活动量和食物的性质，也会影响水的需要量腹泻、呕吐时排水量增多，对水的需要量也相对增多。儿童每日每千克体重对水的需要量为90~100毫升。

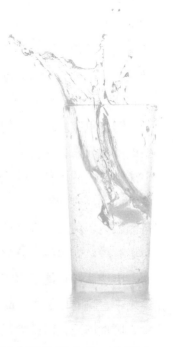

体内水的供给来源有三个：一是饮入的液体量；二是食物中所含的水分；三是糖类、脂肪和蛋白质在体内氧化时产生的水。体内水的排出有三个途径：一是通过肾脏排出；二是通过皮肤和肺排出；三是通过肠道排出。儿童每天水的周转比成人快，这有利于排出体内的代谢物；但对缺水的耐受力较差，比成人容易发生水平衡失调。当水的摄入量不足时，则可发生脱水现象；反之，当摄入的液体量过多，则又可能发生水肿。

一定要记住经常让孩子喝水，尤其是夏天，以补充丢失的水分。白开水不仅能补充孩子流失的水分，还能够散热，对于孩子来说，白开水是最好、最安全的补水选择。另外，还可以根据宝宝出现的一些情况，适当添加西瓜汁、青菜汁、薏仁水等。喝饮料不能代替饮水，患儿不适合饮用饮料，因为饮料中含有大量的防腐剂、色素及添加剂等，会对患儿的病情产生影响。

▶儿童食量与体力活动需平衡

进食量与体力活动是控制体重的两个主要因素。食物提供人体能量，而体力活动及锻炼消耗能量。如果进食量过大而活动量不足时，则合成生长所需蛋白质以外的多余能量就会在体内以脂肪的形式沉积下来，而使体重过度增长，久之发生肥胖；相反，若食量不足，活动量又过大时，可能由于能量不足而引起消瘦，造成活动能力和注意力下降。所以，儿童需要保持食量与能量消耗之间的平衡。消瘦的儿童应适当增加食物和油脂的摄入，以维持正常的生长发育和适宜的体重增长；肥胖的儿童应控制总进食量和高油脂食物摄入量，适当增加活动（锻炼）强度及持续时间，在保证营养素充足供应的前提下，适当控制体重。

对于生长发育活动活跃的儿童，能量供给与能量消耗应保持平衡。长期能量摄入不足可导致儿童生长发育迟缓、消瘦和抵抗力下降，而摄入过多会导致超重和肥胖，这两种情况都会影响儿童的正常发育和健康。因此，需要定期测量儿童的身高和体重，关注其增长趋势，建议多做户外活动，维持正常的体重增长。

▶ 培养良好的饮食习惯

学龄前期是培养儿童良好饮食行为和习惯的最重要和最关键阶段。帮助学龄前儿童养成良好的饮食习惯，需要注意以下方面：

- 合理安排饮食，一日三餐加1~2次点心，定时、定点、定量用餐；
- 饭前不吃糖果、不饮汽水；
- 饭前洗手，饭后漱口，吃饭前不做剧烈运动；
- 养成自己吃饭的习惯，让孩子自己使用筷、匙，既可增加进食的兴趣，又可培养孩子的自信心和独立能力；
- 吃饭时要专心，不边看电视或边玩边吃；
- 不要一次给孩子盛太多的饭菜，先少盛，吃完后再添，以免养成剩菜、剩饭的习惯；
- 吃饭应细嚼慢咽，但也不能拖延时间，最好能在30分钟内吃完；

- 不要急于求成，强迫孩子吃某种不喜欢的食物，这样会加深孩子对这种食物的厌恶感；
- 不要吃一口饭喝一口水或经常吃汤泡饭，这样容易稀释消化液，影响消化与吸收；
- 不挑食、不偏食，在许可范围内允许孩子选择食物；
- 不宜用食物作为奖励，避免诱导孩子对某种食物产生偏好。家长应以身作则、言传身教，帮助孩子从小养成良好的饮食习惯和行为。

良好饮食习惯的形成有赖于家长的精心培养。学龄前儿童对外界好奇，易分散注意力，对食物不感兴趣。家长不应过分焦急，更不能采用威逼利诱的方式，防止孩子养成拒食的不良习惯。还应注意的是，此时儿童的右侧支气管比较垂直，因此要尽量避免给他们吃花生米、干豆类等食物，以防卡在气管。此时的孩子20颗乳牙已出齐，饮食要供给充足的钙、维生素D等营养素。要教育孩子注意口腔卫生，少吃糖果等甜食，饭后漱口，睡前刷牙，预防龋齿。

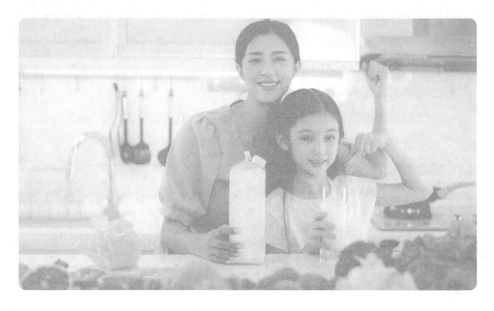

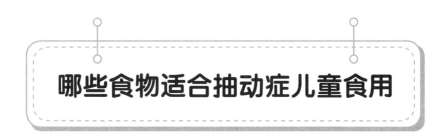

哪些食物适合抽动症儿童食用

《淮南子·修务训》称："尝百草之滋味，水泉之甘苦，令民知所避就。当此之时，一日而遇七十毒。"唐朝时期的《黄帝内经太素》一书中写道"空腹食之为食物，患者食之为药物"，反映出"药食同源"的思想。中药的"四气五味"理论同样适用于食物。因此，抽动症儿童的治疗可从平肝潜阳、扶土生金的原则入手，多食用健脾养胃的食物，如山药、莲子、芡实、玉米、麦芽糖等。对于共患睡眠障碍的儿童，可以服用百合等安神食品。

现代研究表明，抽动症儿童存在某些不良的饮食行为，如维生素A、维生素B$_1$、维生素B$_2$、维生素C、钙、锌的摄入量不足，应多摄入富含上述物质的食物。

需要注意的是，部分抽动症儿童可伴有过敏性疾病，应根据个人过敏史，避免食用相应的致敏食物。

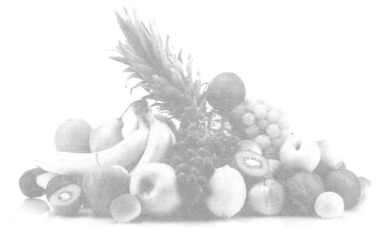

山药

热量： 234千焦/100克

每日用量： 50~200克（鲜品）

营养分析： 山药含有淀粉酶、多酚氧化酶等物质，有利于脾胃消化吸收营养，是一味平补脾胃的药食两用之品。山药的淀粉含量高，在吃山药等薯类的同时，要减少粮谷类主食的摄入量。最好采用蒸、煮的方式烹调，少用油炸。

莲子

热量： 1465千焦/100克

每日用量： 50~100克（鲜品）

营养分析： 莲子具有补脾止泻、止带、益肾涩精、养心安神之功效，常用于脾虚泄泻、带下、遗精、心悸失眠等症的食疗。抽动症儿童适当食用莲子，能减轻抽动症状。

芡实

热量： 1465千焦/100克

每日用量： 50克

营养分析： 芡实是可与银耳相媲美的滋补品，被称为"水中人参"。《本草纲目》记载："止渴益肾，治小便不禁，遗精，白浊，带下。"芡实对肾气不固之腰膝酸软、遗精滑精，肾元不固之小便不禁或小儿遗尿有疗效。芡实种子含有大量不饱和脂肪酸、亚麻酸，具有很高的营养价值。

百合

热量： 1436千焦/100克

每日用量： 5~15克（干品），20~60克（鲜品）

营养分析： 百合能促进和增强单核细胞系统的吞噬功能，提高机体的体液免疫能力，对多种癌症均有较好的防治效果。百合鲜品还含有黏液质，具有润燥清热作用。孩子由于抵抗力较低，很容易受凉感冒，从而引发咳嗽、惊恐、睡不着等症状，而百合具有润肺止咳、定惊安神的作用。

玉米

热量： 444千焦/100克

每日用量： 1~2个

营养分析： 玉米含有丰富的纤维素，不但可以刺激胃肠蠕动、防止便秘，还可以促进胆固醇的代谢，加速肠内毒素的排出。玉米中含有维生素E，有促进细胞分裂、降低血清胆固醇的功能，还能减轻动脉硬化和脑功能衰退，对抽动症患儿的健康有益。

小麦

热量： 1327千焦/100克

适用量： 每日100克左右为宜

营养分析： 小麦具有养心神、敛虚汗、生津止汗、养心益肾、镇静益气、健脾厚肠、除热止渴的功效，对于体虚多汗、舌燥口干、心烦失眠等病症有一定辅助疗效；适宜心血不足、心悸不安、多呵欠、失眠多梦、喜悲伤欲哭以及脚气病、末梢神经炎、体虚、自汗、盗汗、多汗等的患者。但请注意，慢性肝病、糖尿病等患者不宜食用。

小米

热量： 1499千焦/100克

每日用量： 50~200克

营养分析： 小米是粗粮的一类，纤维素的含量较高。很多学龄期儿童来说，如果长期偏向于吃甜食、不爱吃饭或吃得很少，极易造成营养不良，从而导致一些常见的儿童疾病。小米能开胃消食，帮助纠正孩子偏食，使之得到充分的营养。但小米性稍偏凉，气滞、素体虚寒、小便清长者不宜过多食用，而且不能用小米代替其他主食。

红豆

热量： 1293千焦/100克

适用量： 每日50克左右为宜

营养分析： 红豆含有较多的皂角苷，有良好的利尿作用，能解酒、解毒，对心脏病和肾病、水肿有益；其所含有的膳食纤维能润肠通便、降血压、降血脂、调节血糖、解毒抗癌、预防结石、健美减肥。

绿豆

热量： 1293千焦/100克

适用量： 每日50克左右为宜

营养分析： 绿豆中富含蛋白质、淀粉、纤维素、磷脂、香豆素、生物碱、植物固醇、皂苷等，有清热解毒、抗菌抑菌、抗过敏、降血脂的作用。绿豆中的多糖成分能增强血清脂蛋白酶的活性，使脂蛋白中三酰甘油水解，达到降血脂的疗效，从而可以防治冠心病、心绞痛。

黄豆

热量： 1503千焦/100克

适用量： 每日70克左右为宜

营养分析： 黄豆中含有的卵磷脂是构成脑部记忆的重要物质和原料，还含有丰富的优质蛋白质、维生素及矿物质，对孩子健康十分有益。黄豆可以制成豆浆或豆腐食用。黄豆中的各种矿物质对缺铁性贫血有益，而且能促进酶的催化、激素分泌和新陈代谢。但消化功能不良、胃脘胀痛、腹胀等有慢性消化道疾病的人应尽量少食黄豆。

猕猴桃

热量： 234千焦/100克

每日用量： 1~2个

营养分析： 猕猴桃营养丰富，美味可口，含有丰富的维生素A、维生素C和维生素E，不仅能美丽肌肤，而且具有抗氧化作用，能有效美白，增强皮肤的抗衰老能力，强化机体的免疫系统，促进伤口愈合。但猕猴桃性寒凉，脾胃虚寒者、腹泻便溏者、糖尿病患者、先兆性流产和妊娠的女性不宜食用。

樱桃

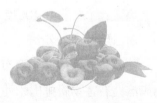

热量： 193千焦/100克

每日用量： 5~15枚

营养分析： 樱桃的含铁量特别高，居各种水果之首。常食樱桃可补充体内对铁元素的需求，促进血红蛋白再生，可防治缺铁性贫血，增强体质。樱桃中维生素A的含量也较高，对保护视力起着重要作用。

苹果

热量： 218千焦/100克

每日用量： 1~2个

营养分析： 苹果中富含粗纤维，可促进肠胃蠕动，协助人体顺利排出废物，减少有害物质对皮肤的危害，预防结肠癌等。苹果中含有的维生素C，是心血管的保护神、心脏病患者的健康元素，多吃苹果还能提高机体的免疫能力。

橘子

热量： 180千焦/100克

每日用量： 2~4个

营养分析： 橘子含有的生物活性物质橘皮苷，可降低血液的黏滞度，减少血栓形成，故而对脑血管疾病，如脑血栓、中风等有较好的预防作用。橘子还含有丰富的维生素C，这是一种较强的抗氧化剂，能延缓皮肤衰老、美容养颜、提高机体免疫力、预防疾病等。

橙子

热量： 197千焦/100克

每日用量： 2~4个

营养分析： 橙子中含有丰富的维生素C，能增强人体抵抗力，亦能将脂溶性有害物质排出体外，是名符其实的抗氧化剂，能抑制致癌物的形成。橙子还含有纤维素，可促进肠道蠕动，有利于清肠通便，排除体内有害物质。但在饭前或空腹时不宜食用，因为橙子所含的有机酸会刺激胃黏膜，对胃不利，容易导致胃炎。

柠檬

热量： 147千焦/100克

每日用量： 1个

营养分析： 柠檬富含维生素C、糖类、钙、磷、铁、钾、维生素B_1、维生素B_2、烟酸、奎宁酸、柠檬酸、苹果酸、橙皮苷、柚皮苷、香豆精等营养成分，具有化痰止咳、生津健脾、增加食欲的功效。在室内放置柠檬还能驱赶蚊虫，以防孩子被蚊虫叮咬，影响睡眠。

核桃

热量： 2625千焦/100克

每日用量： 15~20克

营养分析： 核桃中含有多种不饱和脂肪酸，如亚麻酸、亚油酸等，是人体细胞的基本组成成分，也是儿童大脑、神经系统和体格发育所必需的营养物质。其所含维生素E作为重要的抗氧化物，能够避免自由基对细胞的损伤，有助于促进儿童智力和免疫系统发育。

菠菜

热量： 100千焦/100克

每日用量： 50~300克

营养分析： 菠菜含有大量的植物粗纤维，具有促进肠道蠕动的作用，利于排便，且能促进胰液分泌，帮助消化，对预防和治疗小儿便秘有疗效。菠菜中所含的胡萝卜素可在人体内转变成维生素A，能有效保护正常视力，提高预防传染病的能力，促进儿童生长发育。

油菜

热量： 96千焦/100克

适用量： 每日150克左右为宜

营养分析： 油菜具有活血化瘀、消肿解毒、促进血液循环、润肠通便、美容养颜、强身健体的功效，对游风丹毒、手足疖肿、乳痈、习惯性便秘、老年人缺钙等病症有食疗作用，口腔溃疡者、口角湿白者、齿龈出血者、牙齿松动者、瘀血腹痛者、癌症患者宜多食。但请注意，孕早期妇女、小儿麻疹后期、疥疮和狐臭者忌食。

芹菜

热量： 50千焦/100克

每日用量： 50~200克

营养分析： 芹菜是高纤维食物，经肠内消化作用后，会产生一种叫木质素或肠内酯的物质，这是一种抗氧化剂，高浓度时可抑制肠内细菌产生有害物质。

花菜

热量： 100千焦/100克

每日用量： 100~450克

营养分析： 花菜的维生素C含量极高，不但有利于人的生长发育，更重要的是能促进肝脏解毒，增强人的体质，增加抗病能力，提高人体机体免疫功能。花菜容易生菜虫，所以在炒菜食用时，最好将花菜放在盐水里浸泡几分钟，以免对孩子健康造成威胁。另外，在食用时要督促孩子多咀嚼几下，否则不利于消化。

甜椒

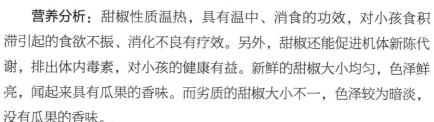

热量：80千焦/100克

每日用量：50~150克

营养分析：甜椒性质温热，具有温中、消食的功效，对小孩食积滞引起的食欲不振、消化不良有疗效。另外，甜椒还能促进机体新陈代谢，排出体内毒素，对小孩的健康有益。新鲜的甜椒大小均匀，色泽鲜亮，闻起来具有瓜果的香味。而劣质的甜椒大小不一，色泽较为暗淡，没有瓜果的香味。

土豆

热量：318千焦/100克

每日用量：100~450克

营养分析：土豆含有大量膳食纤维，能宽肠通便，帮助机体及时排泄代谢毒素，防止便秘，预防肠道疾病的发生。土豆还含有大量的淀粉，能提供丰富的能量，增强机体的免疫功能。

胡萝卜

热量：105千焦/100克

每日用量：100~500克

营养分析：胡萝卜营养丰富，含有的B族维生素有抗癌作用，经常食用可以增强人体的抗癌能力。胡萝卜还含有丰富的铁元素，能预防贫血和治疗轻度贫血症。另外，胡萝卜含有膳食纤维，与其他蔬菜搭配食用，通便效果显著。胡萝卜生吃时，70％以上的胡萝卜素不能被吸收，只有用油将其炒制后食用，才能提高胡萝卜素的吸收利用率。

莲藕

热量： 293千焦/100克

每日用量： 100~450克

营养分析： 莲藕中含有丰富的维生素K，具有收缩血管和止血的作用。它还含有一定的鞣质，有健脾止泻的作用，能增进食欲，促进消化，开胃健中，有益于胃纳不佳、食欲不振者及消化不良的儿童恢复健康。在块茎类食物中，莲藕含铁量较高，对缺铁性贫血者尤为适宜。

海带

热量： 50千焦/100克

每日用量： 50~100克

营养分析： 海带能清热化痰、软坚散结、防治夜盲症、维持甲状腺正常功能、促进甲状腺素分泌。海带含有丰富的粗蛋白、岩藻多糖、膳食纤维，以及钙、铁、碘、胡萝卜素，维生素B$_1$、维生素B$_2$、烟酸等营养物质。儿童常吃海带，可以促进智力发育。

牛奶

热量： 59千焦/100毫升

每日用量： 200~300毫升

营养分析： 牛奶中含有丰富的蛋白质、脂肪、维生素和矿物质等营养物质。乳蛋白中含有人体所必需的氨基酸；乳脂肪多为短链和中链脂肪酸，极易被人体吸收；钾、磷、钙等矿物质配比合理，易于人体吸收。根据膳食指南，儿童应每天喝1杯牛奶或食用适量的奶制品。

酸奶

热量： 301千焦/100克

每日用量： 100~300克

营养分析： 酸奶能促进消化液的分泌，增强儿童的消化能力，促进食欲。酸奶中含有丰富的蛋白质、维生素和多种矿物质，是重要的补钙食物。因为在发酵过程中，酸奶中的乳糖、蛋白质和脂肪被分解为半乳糖、氨基酸、肽链和脂肪酸，所以乳糖不耐受及消化功能差的儿童也可以饮用酸奶。

牛肉

热量： 444千焦/100克

每日用量： 50~80克

营养分析： 牛肉中的肌氨酸含量比其他食品都高，使它对增长肌肉、增强力量和耐受力特别有效。牛肉含有丰富的铁元素，是造血必需的物质。

猪肉

热量： 599千焦/100克

每日用量： 50~80克

营养分析： 瘦肉、蛋、豆类及鱼类是优质蛋白质的主要来源，富含人体必需氨基酸，而且易于消化吸收。儿童处在生长发育阶段，对于蛋白质和铁的需求量都很大，所以应该每日吃适当量的瘦肉补充蛋白质和铁。

猪肝

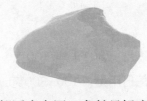

热量：540千焦/100克

每日用量：50克

营养分析：猪肝营养丰富，一般儿童都适合食用，尤其是轻度缺铁性贫血或皮肤干燥、暗视力较差的孩子，应该常吃一些猪肝。猪肝中所含的维生素A属于脂溶性维生素，可以维持正常的视觉功能，保护皮肤和黏膜，促进免疫球蛋白的合成和维持骨骼的正常发育。

鸭肉

热量：1097千焦/100克

每日用量：50~100克

营养分析：鸭肉含有丰富的维生素，其中B族维生素和维生素E含量较多，能有效抵抗脚气病、神经炎和多种炎症，还能抗衰老。

鸡蛋

热量：603千焦/100克

每日用量：1~2个

营养分析：鸡蛋是儿童最好的蛋白质来源，其蛋白质构成与人体极为相似，吸收率可达到98%。蛋黄富含不饱和脂肪酸、卵磷脂、蛋白质，维生素A、维生素B_1、维生素B_2、维生素D、维生素E和钙、铁、磷等营养物质，对孩子的身体成长和智力提升以及各种器官内脏的发育具有重要作用，能健脑益智，改善记忆力，促进肝细胞的再生，增强儿童肝脏的代谢解毒功能。

鹌鹑蛋

热量：603千焦/100克

每日用量：3~5个

营养分析：鹌鹑蛋虽然个头小，但是营养价值却一点也不少，甚至可以媲美人参。鹌鹑蛋含有丰富的蛋白质和卵磷脂，还有各种矿物质和维生素，有益气补血的作用，经常食用还能强壮筋骨。

草鱼

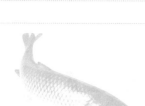

热量：473千焦/100克

每日用量：100克

营养分析：草鱼具有暖胃平肝、祛风通痹、祛痰镇咳等功效，是温中补虚的养生食品。其对血液循环有利，是心血管病人的良好食物，对于身体瘦弱、食欲不振的人来说，草鱼肉嫩而不腻，可以开胃、滋补。

鲫鱼

热量：452千焦/100克

每日用量：100克

营养分析：锰是人体必需的微量元素，儿童每天应摄取1.5~2.0毫克的锰，虽然鲫鱼中的锰元素含量不高，但吸收率却很好。锰可以促进骨骼的正常发育，维持脑和神经系统功能，维持糖和脂肪的代谢，并改善造血功能。锰的缺乏可引起骨和软骨发育异常、糖耐量异常、神经衰弱，从而影响智力发育，所以孩子可适当多吃鲫鱼。

鲈鱼

热量： 440千焦/100克

每日用量： 100~200克

营养分析： 鲈鱼有健脾益肾、补气血、安神、化痰止咳的作用，鱼肉中富含蛋白质、维生素A、B族维生素、钙、镁、锌、硒等营养元素。鲈鱼中的DHA含量远高于其他淡水鱼，是促进儿童智力发育非常好的食品。鲈鱼血中还含有较多的铜元素，是维持儿童健康必不可少的微量元素。

三文鱼

热量： 582千焦/100克

每日用量： 50~100克

营养分析： 三文鱼有补虚劳、健脾胃、暖胃和中的功能，肉中含有丰富的不饱和脂肪酸，如Ω~3脂肪酸，是儿童脑部、神经系统及视网膜发育必不可少的物质，有助于促进儿童智力发育、提高记忆力。

虾仁

热量： 364千焦/100克

每日用量： 50~100克

营养分析： 虾可温补脾胃、扶补阳气、改善食欲，且其肉质松软、易消化，营养丰富，含有优质蛋白质及多种维生素、矿物质，对儿童成长极为有益。儿童经常吃虾可促进大脑和神经系统发育、提高智力和学习能力，还有助于补充钙质，促进骨骼生长发育。虾中还含有丰富的镁，可以调节心脏活动、促进血液循环、保护儿童的心血管系统。

哪些食物不适合抽动症儿童食用

▶ 含铅的食物

人体内铅的含量过高，称为铅中毒。研究证实，抽动症儿童存在高血铅现象，儿童血铅含量过高是多发性抽动症的危险因素。铅是对人体有害的重金属，铅含量过高会降低儿童免疫力，同时损伤大脑皮质及小脑，而损伤的这些部位也正是小儿多发性抽动症中主要发生病变的部位，最终导致患儿出现神经-体液调节系统的紊乱，包括血液系统、神经系统和免疫系统。目前多认为铅会沉积并损害大脑皮质的额前区、海马回和小脑，而丘脑基底神经核、海马回、额叶皮质、肢体运动中枢是多发性抽动症的主要病变部位。还有研究表明，高血铅会降低抽动症儿童的免疫功能，使免疫系统对神经内分泌系统的调节产生障碍，破坏了神经、内分泌、免疫之间的协调。抽动症儿童血铅水平高是因为患儿偏食含铅量高的食物，同时铅元素在多发性抽动症儿童体内不易排出，而体内血铅水平较高又会诱发和加重抽动症症状，因此在治疗抽动症的过程中，检测和监测患儿的血铅水平将有利于提高小儿抽动症的诊断和治疗水平。平时注意不要食用含铅食物。

▶ 海鲜

抽动症儿童可以吃海鲜，但一定要适量。

但若孩子对海鲜存在过敏表现，就要少食或避免食用。儿童自身免疫反应可能是抽动症的发病机制之一，过敏反应可导致诸如支气管哮喘、湿疹、过敏性鼻炎、过敏性结膜炎等一系列过敏性疾病。抽动症儿童常伴有过敏性疾病，其中牛奶、巧克力、海鲜、淡水鱼、蛋类等为主要致敏原。主动避免或减少接触此类变应原可减轻抽动症状。

▶ 油炸烧烤类食物

油炸、烧烤食品等因其口感适宜，颇受儿童喜爱，但抽动症儿童应当少食，甚至不食此类食物。有研究表明，西式快餐、烧烤类及油炸食品对抽动症状发作的严重程度会产生影响。西式快餐中淀粉类食品较为常见，120℃以上的温度烹调时易产生丙烯酰胺，丙烯酰胺进入体内后，其神经毒性作用可引起中枢与周围神经末梢退行性改变，产生共济失调、肌无力、肢体麻木等症状，并影响学习记忆、认知功能等，在常见的油炸和烘烤类食品如炸薯条、烤玉米、咖啡豆等中均可检出此成分。烧烤过程可产生多环芳烃类物质——苯并芘，其具有亲脂性，可透过血脑屏障，也可通过嗅神经直接进入颅内。目前已有多项研究证实苯并芘的神经毒性可诱导神经元凋亡，从而引起神经行为异常，损害学习记忆功能。而食用辛辣食物后体内可产生大量的内啡肽，引起神经递质的分泌代谢异常，也可导致抽动的发生。

▶ 甜食与饮料

当前的制作工艺使奶油、蛋糕等甜食和碳酸饮料中含有大量的甜味剂、防腐剂、色素等人工添加剂。有研究发现，抽动症状的严重程度与可乐、防腐剂、精白糖、甜味剂等的食用频率呈正相关。不建议抽动症儿童食用含有咖啡因、高糖及人工添加剂的甜食和饮料。但对于一些采用蔬菜、水果等天然食材加工的甜食及饮品可适量食用。

▶ 冰激淋

不建议抽动症儿童进食过多冰激淋。因为冰激淋为高糖分、高脂肪食物，过多摄入高糖分食物可产生类似于服用成瘾性药物的效应，促进大脑释放内源性阿片类物质，如内啡肽、多巴胺等，对神经系统可产生影响，因此不建议患儿摄入含有过多糖分的食物。

高脂肪的摄入是造成肥胖的重要原因，肥胖则会进一步加重内分泌系统的紊乱，加剧神经递质的分泌代谢异常，对孩子的生长发育产生影响。

中医理论认为，抽动症多因外感邪气侵袭肌表，伏藏于半表半里，在复感外邪、情志改变等刺激下屡屡发病。《难经》中说"形寒饮冷则伤肺"，冷食冷饮可损伤脏腑，而小儿本是脏腑娇嫩、形气未充之体，五脏六腑成而未全、全而未壮，易为外邪所侵，因此过食生冷可伤及脾胃阳气，导致卫外之力更弱，不利于抽动症儿童症状的缓解。

▶ 膨化食品

经常食用膨化食品不仅是抽动症发病的危险因素，也是其症状加重的原因。膨化食品的加工食材一般为谷物、薯类，除含有潜在影响神经功能的丙烯酰胺外，烘烤管道中也可能含有铅等重金属。铅在高温下汽化为一种可透过血脑屏障的亲神经性毒物，会影响正常的脑功能。与此同时，铝作为膨化食品中必备的膨化剂之一，会干扰机体正常代谢，引起神经系统病变，导致学习记忆、认知功能障碍。

▶ 保健品

抽动症儿童服用保健品需视情况而定。保健品是食品的一个特殊种类，适用于特定人群，具有特定的保健功能。如果是具有安神镇静、平肝潜阳功效的中药类保健品，或是可帮助抽动症儿童补充钙、锌、维生素等营养成分的保健品，可以在医生指导下适量服用。

克服抽动症儿童厌食、偏食

一些抽动症儿童很容易发生厌食的情况，由于长时间食欲差，吃的东西很少，他们往往看上去面色无华，形体消瘦，比同龄孩子矮小，让很多家长担忧。

▶ 抽动症儿童为什么会厌食、偏食

中国预防医学科学院儿童营养专家调研结果表明，我国大约2/3的儿童有偏食和拒绝吃某些食物的习惯，因而导致身体缺乏一些必需营养，成为现代"营养不良"，免疫力普遍低下。抽动症儿童的饮食更应注意营养搭配，不能厌食、偏食。那么，是什么导致孩子的不良饮食习惯呢？

孩子错过了味觉最佳发育机会

每种没有吃过的食物对于孩子来说都是新鲜的、好奇的，孩子并不会天生就对某种味道有什么成见，通常需要家长帮孩子培养出良好的味觉及嗅觉感受。孩子的味觉、嗅觉在6个月至1岁这一阶段最灵敏，所以此阶段是添加辅食的最佳时机。孩子通过品尝各种食物，可促进味觉、嗅觉及口感的形成和发育。然而在给孩子添加辅食的过程中，如果家长看到孩子不愿吃，就马上心疼地让孩子停下来，不再让孩子吃，这样便使孩子错过了味觉、嗅觉及口感的最佳形成和发育机会，不仅造成断奶困难，而且可能导致日后典型的厌食症。

对孩子最初表现的"偏食"，家长采取强制态度

孩子在8个月时对于食物已经能表示出好恶，这就是最初的"偏食"现象。然而，这种偏食是很"天真"的，不能和大一点的孩子的偏食相提并论，因为孩子在这个月龄不喜欢吃的东西很有可能到了下个月就又爱吃了。而家长并不了解这一点，生怕孩子缺了营养，对孩子不吃的行为非常在意，以致采取强硬的态度，结果在孩子的脑海中留下了不好的印象，以后很难再接受这种食物，从而导致真正的偏食。

对孩子的营养摄取过于关注和担心

家长总是按照自己对营养知识的了解去给孩子安排膳食，认为这样才能保证营养的摄取。其实，只要孩子的味觉、嗅觉发育正常，孩子是完全可以从爱吃的各种搭配得当的食物中，选择出有益健康的饮食组合。虽然孩子的食欲可能会经常变化，但只要不过分受到人为偏见的影响，从长远看，他们的饮食一般是能够达到平衡的。家长过分地关注和担心反而会起反作用。

在饮食上总是娇纵孩子

通常孩子都是碰到喜欢吃的食物，就没完没了地吃个不停，而家长却对此不以为意，一味地娇纵孩子。然而孩子的消化器官还很娇嫩，过多摄入会伤了孩子的脾胃，结果造成伤食，以后一碰到这种食物就会感到十分厌恶，从此再也不吃了，长此以往，就有可能发生"营养不良"。

纠正孩子偏食、厌食习惯过于心急

当孩子表现得不爱吃某种食物时，家长常常采取强迫、诱惑、收买或威胁等做法硬要孩子吃下食物，结果造成了不良的心理影响。时间一长，孩子就会对这种不爱吃的食物形成条件反射，一见到便感到恶心，长此以往也会影响营养的均衡摄取。

家长自己有不良饮食习惯

家长教育方式不当，自己没有做好表率，导致抽动症儿童偏食、挑食。孩子偏食、厌食往往是受家长的影响，如家长本身就偏食、挑食，或者常常在言语之中流露出对自己不喜欢的食物的偏见，这样就会使孩子先入为主，对某些食物没等进口就产生厌恶情绪。

▶如何改掉厌食、挑食的坏习惯

偏食、挑食是一种不良的饮食习惯，可导致某些营养摄入不足或过剩，影响孩子的生长发育和身体健康。孩子免疫力降低、个子长得慢、情绪异常、常常哭闹等都或多或少与偏食有关。那么，该如何才能改掉患儿的厌食习惯，让孩子对吃饭感兴趣呢？

心态轻松

1~3岁的宝宝饮食量不是很稳定，父母可以通过多日的观察总结宝宝的日均进食量，如果宝宝这两天不好好吃东西，不要着急，后两天他自己就会多吃补回来。

态度坚决而不强迫

如果孩子因为饭菜不合胃口而不吃，父母可以把饭菜拿走，让他等下一顿再吃，而且两餐之间不要给零食，让他明白只有正餐好好吃才能填饱肚子。在孩子表现好时要鼓励他，慢慢地孩子就会养成好习惯。

气氛感染

家长吃得津津有味，孩子也会嘴馋。而且开始的时候餐桌上要有一两样孩子爱吃的食物，渐渐地孩子就能接受多种食物了。

培养新的口味

孩子如果每天只吃一种他喜爱的食物，会造成营养不良，我们需要培养他对新食物的兴趣。可以在三餐中选一餐做他最喜欢的食物，而其他的两餐则另选其他食物。一方面，孩子的食欲已经得到满足，另一方面，在两个都不喜欢的食物中选一个不会引起孩子的反感，不论选哪一个，都是一种新的尝试，都是可喜的进步。

将孩子喜欢和不喜欢的食物混在一起

孩子如果不吃蔬菜，可是爱吃饺子，就把蔬菜包进饺子里；爱喝汤，那就煮进汤里；不爱吃水果，可是爱喝酸奶，就把水果和酸奶拌在一起做成沙拉。开始时，不爱吃的食物可以放得少一点，然后逐渐增加。

控制甜食

虽然甜食会影响到孩子的健康，但孩子就是喜欢吃。家长要做的是首先减少购买甜食的次数，其次尽量购买高营养的甜食，最后家长要规定孩子进食甜食的量，告诉他们一天能吃几块点心，让孩子自己选择在什么时间吃。

让孩子帮忙准备饭菜

让孩子做家长的小助手（一定要在确保没有危险的情况下），这也是培养他们对食物的兴趣的一种方式。合理膳食、做到营养全面，才能帮助孩子克服抽动症，摆脱抽动症。

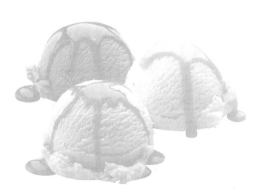

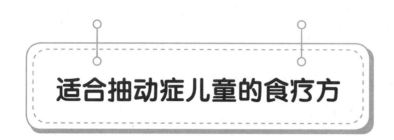

适合抽动症儿童的食疗方

芡实莲子饭

材料

水发大米 160 克，水发芡实 100 克，莲子 80 克

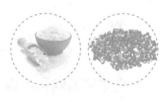

做法

1.砂锅中注入适量清水烧开，倒入洗好的大米、芡实、莲子，拌匀，盖上锅盖，大火煮开后用小火煮30分钟至食材熟透。

2.关火后揭开锅盖，盛出煮好的饭，装入碗中即可。

功效

芡实能提高脾胃功能，缓解脾虚泄泻，对脾虚的抽动症儿童有调理作用。

薏米山药豆浆

材料

水发黄豆 60 克，薏米 20 克，山药 80 克，白糖适量

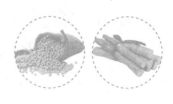

做法

1.山药去皮，切丁块。

2.把已浸泡8小时的黄豆、薏米、山药丁倒入豆浆机中，打成豆浆。

3.把煮好的豆浆过滤，倒入杯中，放入适量白糖，搅拌均匀至其溶化即可。

功效

薏米具有利水渗湿、健脾除痹、清热排脓的功效，对抽动症儿童有调理作用。

鸡蛋山药糊

材料

山药 120 克，鸡蛋 1 个

做法

1.将去皮洗净的山药对半切开，切成片，装入盘中，备用。

2.将山药和鸡蛋放入烧开的蒸锅中，用中火蒸15分钟至熟，取出。

3.将山药装入碗中，压碎，压烂；鸡蛋剥去外壳，取蛋黄，放入山药泥中，充分搅拌均匀即可。

功效

山药含有淀粉酶、多酚氧化酶等物质，有利于脾胃消化，是平补脾胃的药食两用佳品。此外，山药还含有大量的黏液蛋白、维生素及微量元素，能很好地辅助治疗小儿腹泻。

苦瓜炒蛋

材料

苦瓜200克，鸡蛋3个，葱花少许，盐3克，鸡粉3克，水淀粉5毫升，食用油适量

做法

1.洗净的苦瓜去瓤，切成片，焯水后捞出；鸡蛋打入碗中，放入少许盐、鸡粉，打散调匀。

2.炒锅注油烧热，倒入蛋液炒熟，盛出。

3.锅底留油，倒入焯好的苦瓜翻炒片刻，放入盐、鸡粉调味，倒入炒好的鸡蛋略炒。

4.加入葱花翻炒匀，淋入水淀粉快速翻炒均匀，关火后盛出即可。

功效

苦瓜具有清热消暑、养血益气、补肾健脾、滋肝明目的功效，对痢疾、疮肿、中暑发热、痱子过多、结膜炎等疾病有一定的治疗作用。

白萝卜汁

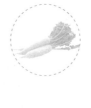

材料

白萝卜 70 克

做法

1.将洗净的白萝卜去皮，切开，切成小瓣，待用。

2.取榨汁机，选择搅拌刀座组合，倒入切好的白萝卜，注入少许纯净水，盖上盖，选择"榨汁"功能，榨取白萝卜汁。

3.断电后倒出白萝卜汁，装入碗中即可。

功效

白萝卜有健胃消食、生津止渴、润肠通便的功效。

生菜鸡蛋面

材料

面条 120 克，鸡蛋 1 个，生菜 65 克，葱花少许，盐 2 克，鸡粉 2 克，食用油适量

做法

1.鸡蛋打散，用油起锅，倒入蛋液炒熟，盛出待用。

2.锅中注入清水烧开，放入面条，加入盐、鸡粉拌匀，用中火煮至面条熟软。

3.加入少许食用油，放入炒好的鸡蛋，放入洗好的生菜拌煮。

4.关火后盛出，撒上葱花即可。

功效

生菜含有的维生素C，能够缓解牙龈出血，同时还有抗氧化的作用，能够清除体内的自由基，增强机体的抵抗力，且具有一定的美容养颜功效。

三文鱼泥

材料

三文鱼肉120克

做法

1.蒸锅注水烧开，放入处理好的三文鱼肉。

2.盖上锅盖，用中火蒸约15分钟至熟。

3.揭开锅盖，取出三文鱼肉，放凉待用。

4.取一个干净的大碗，放入三文鱼肉，压成泥状即可。

功效

三文鱼含有蛋白质、不饱和脂肪酸、维生素D等营养成分，能促进机体对钙的吸收利用，有助于生长发育。

鱼肉海苔粥

材料

鲈鱼肉80克，小白菜50克，海苔少许，大米65克，盐少许

做法

1.将洗好的小白菜切碎，剁成末；鱼肉切段，去除鱼皮；海苔切成条状，切碎。

2.取榨汁机，选干磨刀座组合，将大米放入杯中，选择"干磨"功能，将大米磨成米碎，倒入碗中，备用。

3.把备好的鱼肉放入烧开的蒸锅中，用中火蒸8分钟至鱼肉熟透，取出压碎。

4.锅置旺火上，注入适量清水，倒入米碎，拌匀煮熟，放入鱼肉和小白菜煮熟，再放入海苔，加少许盐，拌匀即可。

功效

鲈鱼富含蛋白质、维生素A、B族维生素、钙等营养元素，能促进骨骼和肌肉的快速生长。其所富含的锌、硒和碘是幼儿骨骼、肌肉生长和免疫系统建立所需要的营养物质。

核桃蒸蛋羹

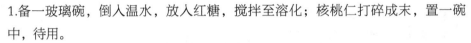

材料

鸡蛋2个，核桃仁3个，红糖5克

做法

1.备一玻璃碗，倒入温水，放入红糖，搅拌至溶化；核桃仁打碎成末，置一碗中，待用。

2.备一空碗，打入鸡蛋，打散至起泡，往蛋液中加入红糖水，拌匀，待用。

3.蒸锅中注水烧开，放入处理好的蛋液，盖上盖，用中火蒸8分钟，揭盖，取出蒸好的蛋羹，撒上打碎的核桃末即可。

功效

核桃含有蛋白质、不饱和脂肪酸、维生素E、B族维生素、钾、镁等营养物质，具有滋补肝肾、强健大脑等多种作用。

海带牛肉汤

材料

牛肉150克，水发海带丝100克，姜片、葱段各少许，鸡粉2克，胡椒粉1克，生抽4毫升，料酒6毫升

做法

1.将洗净的牛肉切条形，再切丁，备用。

2.锅中注入适量清水烧开，倒入牛肉丁，搅匀，淋入少许料酒拌匀，汆去血水，再捞出牛肉，沥水，待用。

3.高压锅中注入适量清水烧热，倒入牛肉丁，撒上备好的姜片、葱段，淋入少许料酒，盖好盖，拧紧，用中火煮约30分钟至食材熟透，拧开盖子，倒入洗净的海带丝，转大火略煮一会儿，加入生抽、鸡粉，撒上胡椒粉拌匀调味。

4.关火后盛出煮好的汤，装入碗中即成。

功效

牛肉含有足够的维生素B_6，可增强免疫力，促进蛋白质的合成。

苹果南瓜粥

材料

大米 140 克，南瓜肉 140 克，苹果 125 克

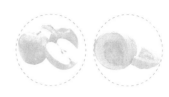

做法

1.将洗好的南瓜肉、苹果切小块。

2.锅置火上，倒入备好的大米，炒出香味，转小火，炒约4分钟，至米粒焦黄，关火后盛出。

3.砂锅中注入适量清水烧热，倒入炒好的大米，搅拌匀，烧开后用小火煮约35分钟，倒入南瓜肉，苹果块，用中小火续煮约15分钟。

4.关火后盛出煮好的苹果南瓜粥即可。

功效

南瓜含有天门冬素、葡萄糖、甘露醇、戊聚糖、果胶、磷、镁、铁、铜、锰、铬、硼等营养元素，具有降低血糖、消除致癌物质、促进生长发育等功效。

香蕉猕猴桃汁

材料

猕猴桃 100 克，香蕉 100 克，蜂蜜 15 克

做法

1.香蕉去皮，将果肉切成小块；猕猴桃去皮，对半切开，去除硬心，再切成小块。

2.取榨汁机，选择搅拌刀座组合，倒入切好的猕猴桃、香蕉，加入适量矿泉水，榨取果汁，加入蜂蜜搅拌均匀。

3.把果汁倒入杯中即可。

功效

猕猴桃含有维生素A、维生素C、维生素E、纤维素、叶酸、胡萝卜素、钾、镁、钙、黄体素等营养成分，具有稳定情绪、消除疲劳、排毒、抗衰老等作用。

牡蛎白萝卜汤

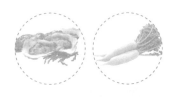

材料

白萝卜丝30克，牡蛎肉40克，姜丝、葱花各少许，
料酒10毫升，盐、鸡粉各2克，芝麻油、胡椒粉、
食用油各适量

做法

1.锅中注入适量清水烧开，倒入白萝卜丝、姜片，放入牡蛎肉，搅拌均匀，淋入
少许食用油、料酒，搅匀，盖上锅盖，焖煮5分钟至食材煮透。

2.揭开锅盖，淋入少许芝麻油，加入胡椒粉、鸡粉、盐，搅拌片刻，使食材入味。

3.将煮好的汤盛出，装入碗中，撒上葱花即可。

功效

白萝卜中含有丰富的植物纤维，能促进肠胃蠕动，可有效消除便秘，从而让身体
中的大量毒素排出体外。

拌蔬菜

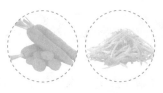

材料

胡萝卜150克，青椒、红椒各100克，豆芽120克，
盐3克，白糖10克，陈醋15毫升，芝麻油适量

做法

1.洗净的胡萝卜、青椒、红椒切丝；胡萝卜、豆芽、青椒、红椒煮熟后捞出。

2.将胡萝卜、豆芽、青椒、红椒装入盘中，放入盐、白糖、陈醋、芝麻油，搅拌
匀，用保鲜膜封好，放入冰箱冷藏15~20分钟后取出。

3.去除保鲜膜，即可食用。

功效

豆芽含有蛋白质、脂肪、糖类、维生素A、B族维生素等成分，具有延缓衰老、
益智健脑等功效。

虾仁炒西蓝花

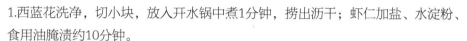

材料

西蓝花 150 克，虾仁 100 克，姜片、蒜末各少许，
盐 3 克，鸡粉 2 克，料酒 4 毫升，水淀粉适量，食用油适量

做法

1.西蓝花洗净，切小块，放入开水锅中煮1分钟，捞出沥干；虾仁加盐、水淀粉、食用油腌渍约10分钟。

2.用油起锅，放入姜片、蒜末爆香，倒入虾仁，淋料酒，翻炒至虾身弯曲、变色，再倒入西蓝花，快速炒至全部食材熟软。

3.加入盐、鸡粉炒匀，倒入水淀粉勾芡，盛出即可。

功效

虾仁肉质松软，易消化，含有蛋白质、钙、磷、钾、钠、镁等营养成分，具有补充钙质、益气补血、开胃化痰等功效。

胡萝卜烩牛肉

材料

牛肉 135 克，胡萝卜 180 克，口蘑 100 克，植物油
5 毫升，姜片、蒜末、葱段各少许，盐 3 克，生抽 4 毫升，水淀粉适量

做法

1.胡萝卜去皮切片；口蘑切片；牛肉洗净切块，放生抽、盐、水淀粉、植物油腌渍约10分钟至入味。

2.油锅烧至四成热，倒入牛肉滑油至变色后捞出；用油起锅，放入姜片、蒜末、葱段爆香，倒入胡萝卜、口蘑翻炒。

3.注入适量清水，翻炒至食材熟软，放入牛肉，煮30分钟，加生抽、盐调味即可。

功效

牛肉中富含蛋白质，容易被人体吸收利用，是生长发育和修复细胞组织必需的重要物质。

红烧肉烧土豆

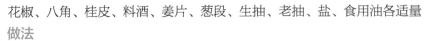

材料

五花肉 600 克，土豆 200 克，青椒 20 克，白糖 2 勺，
花椒、八角、桂皮、料酒、姜片、葱段、生抽、老抽、盐、食用油各适量

做法

1.青椒切块；土豆去皮切块。

2.锅中注水烧开，放入花椒、八角、桂皮、料酒、姜片煮出香味，放入整块的肉，煮的过程中撇除血沫，5分钟后把肉捞出，凉凉切块。

3.锅内放少许油，放入切好的肉块，小火炸至肥肉里的油析出，把肉捞出装盘。

4.锅底留少许油，放白糖，小火炒化，放入姜片、八角、桂皮、葱段炒香，然后放入肉块，放生抽、老抽，翻炒上色，再放入切好的土豆块同炒，放盐炒匀。

5.注入少许清水，没过所有材料，大火烧开后盖上锅盖，小火慢炖40分钟，盛出装盘即可。

功效

肉类食品含有的蛋白质是优质蛋白质，含有的必需氨基酸不仅全面、数量多，而且比例恰当，接近于人体的蛋白质，容易消化吸收。

清炒藕丝

材料

莲藕 300 克，红椒、姜丝、青椒、蒜瓣各 10 克，芝麻油、盐、米醋、食用油各适量

做法

1.将莲藕去皮切丝；红椒、青椒切段。

2.油锅烧热，放入姜丝、蒜瓣炒香，再放入藕丝炒熟。

3.放红椒、青椒，炒出香味，加米醋、盐炒匀，淋上芝麻油，装盘即可。

功效

鲜藕含有丰富的铜、铁、钾、锌、镁和锰等微量元素，有益红细胞的产生，保持肌肉和神经正常工作。

清蒸鲈鱼

材料

鲈鱼 500 克，姜丝、葱丝、彩椒丝各少许，盐、鸡粉各 2 克，胡椒粉少许，蒸鱼豉油少许，料酒 8 毫升，食用油适量

做法

1.将处理好的鲈鱼两面切花刀，姜丝、葱丝塞入鱼肚，装入碗中，放入盐、鸡粉、胡椒粉，淋入料酒，抓匀，腌渍10分钟。

2.把腌渍好的鲈鱼放入盘中，放入烧开的蒸锅中，盖上盖，用大火蒸10分钟。

3.揭开盖，把蒸好的鲈鱼取出。

4.撒上彩椒丝，浇上少许热油，最后加入蒸鱼豉油即可。

功效

鲈鱼富含蛋白质，且很容易被人体吸收，特别适合胃肠功能不佳和体弱多病的人群食用，可以增强体质，提高机体免疫力和抗病能力。

菠萝饭

材料

米饭 150 克，虾仁 100 克，青豆 50 克，菠萝半个，西红柿 30 克，葱段少许，盐 3 克，鸡粉 2 克，食用油适量

做法

1.菠萝取菠萝肉，切丁，留菠萝盏待用；西红柿切块。

2.锅中加入清水、青豆、盐、食用油，拌匀，煮至断生后捞出。

3.热锅注油，放入虾仁，滑油至变色，捞出。

4.锅底留油烧热，放入米饭，炒松散，倒入青豆，炒匀，加入西红柿、菠萝丁、盐、鸡粉、虾仁、葱段，炒出香味，盛出炒好的米饭，装菠萝盏中即成。

功效

菠萝含有果糖、葡萄糖、B族维生素、维生素C、柠檬酸、蛋白酶、磷等营养成分，具有解暑止渴、消食止泻等功效。

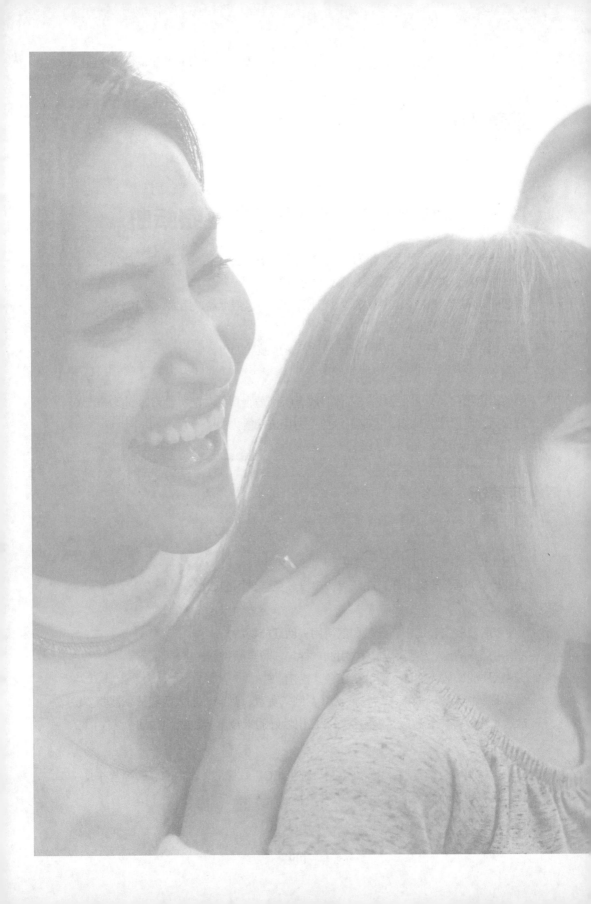

Part 4

合理的心理疏导
胜过药物

心理疏导并非简单说教，也不是讲道理

有实验表明，给予家庭心理疏导的抽动症儿童，在品行问题、学习问题、冲动多动等方面都有所改善。可以说，家庭心理疏导对抽动症儿童的影响是非常大的。

▶ 什么是心理疏导

简单来说，心理疏导就是指抽动症孩子的情绪被看见，被允许，也被接纳。当孩子遇到挫折、打击或者某些负面影响后，往往会感到烦闷和不痛快。此时家长应帮助和引导孩子，先看见情绪、允许情绪，接纳并面对情绪、理顺情绪，再疏解，这样才能自然地面对、解决问题。

抽动症属于神经精神障碍类疾病，其特点是容易因情绪的波动影响心理，从而带来身体上的动作。即使是普通人，遇到特别强烈的刺激引发情绪激动时，也需要疏导宣泄，否则恶劣的情绪就会伤害我们的身体，严重时会波及心理。很多时候，要想对情绪进行疏导，首先要看见情绪、允许情绪、接纳情绪，只有接纳才会使孩子产生认同和信任。如果不接纳孩子的情绪，孩子会直接拒绝家长或者与家长对立起来，疏导更无从谈起。

◉ 理解抽动症孩子的"不讲理"和"情绪化"

我们需要帮助孩子释放不良情绪。孩子的心理问题往往是由于不良情绪长期积压导致的。当抽动症孩子的不良情绪出现了，如果能够快速地释放出去，孩子的心理就会得到放松，身体走向健康，抽动症状也会减轻。

不要压制孩子的不良情绪

很多家长在意识到抽动症是一种疾病之前，对孩子的抽动症状往往是使用勒令禁止的强硬方法干预。但这种方法只会适得其反，在压力下孩子的抽动症状反而会加重。对待抽动产生的不良情绪也是如此，我们需要本着"堵不如疏"的原则，通过一些方法让孩子将不良情绪发泄出来。当孩子经常出现如哭闹、烦躁、发脾气、扔东西、骂人等负面情绪行为时，父母需要做的是宽容以待，而不是立刻责备。

要让孩子学会向父母倾诉

保持宽容的心态只是其一，接下来我们需要了解孩子的真实想法，问他为什么要这么做，是有什么烦恼吗。如果任由孩子发泄，那只会让孩子觉得得不到关心。在问这些问题时，可以一步步引导孩子说出自己的想法，知道他们在害怕什么，有什么顾虑。

积极帮助孩子改变不良情绪

使用心理转移法。当孩子抽动明显时，可以有意识地分散孩子的注意力，让他帮忙递报纸，或做一些轻松的事情。这样可以减轻抽动带来的紧张焦虑和自卑感，通过肢体有目的的活动，逐渐减少抽动症状的发生次数，增强孩子克服疾病的信心。

鼓励孩子融入集体。心理学家认为，成长中的孩子正处于生理、心理都发生巨变的时期。他们感受到的友谊是人们相互关系中重要的东西。在成长过程中，孩子们不仅重视友谊，而且还会形成一定的情感色彩认识。换句话说，他们的友谊很大程度上可以作为人格养成的内驱力。家长要在平时教养中，要耐心地帮助孩子建立正确地控制情绪、疏导情绪和处理人际关系的能力。

15秒积极转念一想。当孩子经历负面情绪时，家长要鼓励孩子一边深呼吸，一边在心里默默数15秒，利用这段时间来让自己冷静"降温"；再用15秒，尽情把负面情绪表达出来；然后引导孩子在头脑中想象一个美好的画面。如果孩子不愿意配合，他会说："我还在生气，根本想不出什么美好的事情！"那么家长就要注意了，想要完成这个练习，平时就需要有意识地引导孩子去积累一些美好的记忆。

▶ 与孩子积极沟通病情

很多家长不想让孩子知道自己存在抽动问题，因此会一直隐瞒。向孩子隐瞒抽动症的诊断，在某种程度上可以保护孩子的自尊心，使其不会有心理包袱；但从另一个方面来看，孩子可能会觉得疑惑，为什么自己会有些奇怪的表现，换言之，不告诉孩子患有抽动症不代表孩子不会遭受抽动的困扰。因此，

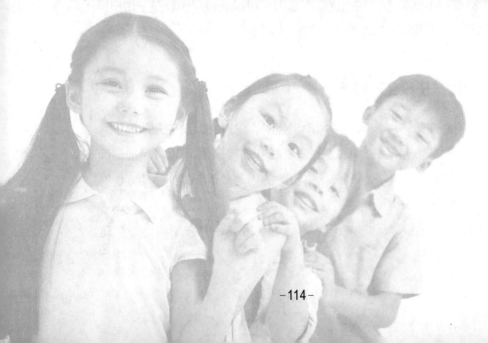

必要的时候，还是建议与孩子做好关于抽动问题的沟通，帮助孩子更好地了解自己，从而更从容地应对困难。

在跟孩子沟通抽动问题的时候，应该开诚布公，这是最高原则。为了做到真正的交流畅通，家长自己首先要接受正确的科普宣教，保证自己了解到的关于抽动症的信息是正确的，再把这些信息以孩子能懂的方式讲给他听。

不要只是拜托医生解释给孩子听，甚至要求医生配合家长一起欺骗孩子。家长是孩子最亲近的人，家长最了解怎样的解释方式最适合孩子。但再次强调，家长的解释务必要真实、诚实、科学、清楚。

如实回答孩子的疑问。不要不着边际地打马虎眼，避免用不正确的词语遮掩或恐吓，一定不可以说谎。要记住，无论家长怎么说，孩子都会留下印象，因此应如实地真诚地回答孩子的疑问。

与此同时，也不要害怕"未知"，如果你确实不确定正确答案，那么可以陪孩子一起去找专家咨询，或者一起阅读书籍，寻找答案。

可以参考的一种解释方法是将抽动比喻为孩子熟悉的另外一种慢性疾病。比如有位家长告诉孩子："我们每个人的身体都不是完美的，可能会存在这样或那样的慢性疾病，比如爸爸有过敏性鼻炎，一到春天花粉多的时候就流鼻涕；妈妈有慢性胃炎，吃得多了就会消化不良；而你有抽动症，当你累了、压力大了就可能会不断地挤眼睛。"

理性面对孩子的情绪

　　与躁狂、轻度躁狂、心理变态不同，情绪失调的抽动症儿童往往表现为频繁、极端地易激惹，患儿常会不合时宜地发脾气，极具破坏性；即使在不发脾气的时候，也是处于负面、低落、愤世嫉俗的情绪中。抽动症儿童情绪失调，容易被激惹，老师和家长要制定适合患儿的教育方式，不要盲目地批评或惩罚患儿。

　　而且抽动症儿童比正常健康儿童更易发生抑郁、焦虑。抽动症合并抑郁的发生率为13%～76%，主要表现为持续情绪低落或波动，对外界事物缺少兴趣。抑郁的发生与抽动的严重程度、患儿年龄、是否共病注意缺陷多动障碍或强迫症及儿童品行障碍等有关，严重的抑郁（MDD）需要进行药物干预。焦虑主要表现为睡眠困难、恐惧、惊慌失措、注意力不集中、忧郁、运动不宁等。父母要多带孩子出去游玩，鼓励孩子多交朋友，培养孩子的兴趣爱好，增强孩子的自信心。老师不要过多批评患儿，要多表扬和赞美，不断鼓励他们。当患儿有了成就感，就会逐渐对学习产生兴趣，抑郁和焦虑症状就会不断改善。

▶为什么抽动症孩子更容易发脾气

　　抽动症孩子在性格脾气方面经常表现为胆小、敏感、情绪波动大和爱发脾气等。虽然在不同的孩子身上会有不同的表现，但基本上都具备上述特征。

身心不平衡的外在表现

　　孩子们产生抽动症的根本原因在于孩子的身心失衡，心灵不能很好地与身体保持一致，而诱发抽动的出现。抽动后，不仅身体会有些微妙的变化，心理状态也是欠佳的。情绪差就是身心失衡的外在表现，试想如果孩子心态非常平和，还会得抽动症吗？显然不会。

控制抽动所产生的焦躁感

当孩子发生抽动时，不仅身体不舒服，而且内心也会非常的焦躁。除抽动本身的行为发泄外，情绪上同样是需要发泄的。当然，发脾气属于情绪发泄和释放的方式之一。这里我们需要认识到在什么情况下所产生的焦躁感最强？当孩子意识到自己的抽动，并且想用尽全力去控制但又控制不住时，是最容易产生非常强烈的焦躁感的。与此同时，不能控制自己的焦躁情绪会让孩子的心态进一步失衡，进而产生挫败感，易于发脾气，甚至暴怒。作为家长，如果遇到这种情况，还需要本着理解的心情安抚自己的孩子。

父母的压制与行为示范

我们知道，不和谐的家庭对孩子影响很大，不和谐的因素往往来自父母双方中任何一方不恰当的教养方式和自身性格的不健全。生活中，有太多的父母喜欢管制孩子，样样为孩子做主。如果孩子不听从自己，就会用自己的强制手段，强迫孩子听话。不论是打还是骂，本身都是在大发脾气，遇到事情不冷静，不能以理服人、娓娓道来。这样的行为方式一方面会给孩子带去非常不好的示范效应，让孩子以为遇到很多不开心的事情时可以用发脾气的

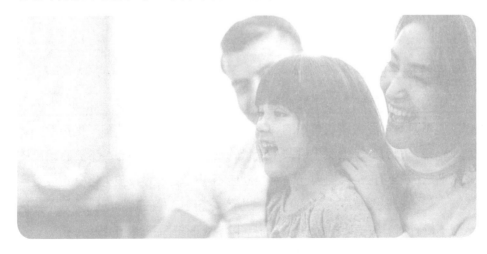

方式来解决问题；另一方面，这种强行压制本身会让孩子积累更多的负面情绪，也许孩子一时被压制住了，但不可能次次都被压制，他总会在某一个时候发泄自己的不满和内心的压抑。否则情绪长期不发泄出来，孩子真要出大问题，抽动必然会加重。

被错误地对待而产生委屈

抽动症孩子的学习、生活并不像人们想象的那么容易，尤其是家长，很难接受自己孩子的抽动症状。家长接受不了，心情必然低落、压抑，那么孩子同样会感受到这样的情绪，认为自己是一个不正常的孩子。在这种情况下，很多家长就把自己的孩子当成一种病态的孩子来对待，天天带着孩子寻医问药，让孩子在各种不同的治疗方案之间奔波，劳心劳力，却见效很慢。面对这样的情况，孩子有苦难言，但很多家长依然乐此不疲。遗憾的是，很多孩子尝试的方法越多，往往抽动越严重。孩子决定不了任何事情，多次被错误对待后，孩子内心会失衡，最终也会通过发脾气来疏解自己的负面情绪。另外，由于抽动，孩子还要面对社会其他人、学校老师和同学的异样眼光，这一切都会让孩子不开心。但要注意的是，即便家长认为的无缘无故发脾气，归根结底都是有原因的，只是家长没有意识或理解到孩子的情绪而已。

▶ 家长如何应对

当家长知道孩子总是发脾气原因后，就应该知道怎样应对孩子发脾气的问题了。

理解孩子的感受

作为父母，要明白孩子抽动是非常折磨人的，如果孩子是抽动引发的发脾气，不要再试图去压制孩子的脾气，要体谅孩子的苦，让孩子把负面情绪发泄出来。同时，尽量淡化对孩子症状的反应，保持平常心，不要将自己的紧张情绪传染给孩子。当自己面对抽动症不再如临大敌，孩子也一定会受到影响，更加容易调整好自己的心情，进而减轻自己对抽动的担忧。其实，这么做不仅有利于孩子保持好心情，而且也有利于孩子抽动症的康复。

改正自己的脾气

有些家长自己非常容易发脾气，但是当孩子发脾气的时候，又非常容易把孩子的火气给压下去，这样做是非常不合适的。我们要知道，很多孩子之所以情绪不稳定，就是与家长的脾气火暴有关，家长发起脾气来不顾及孩子的感受，最终压制了孩子的负面情绪。要想让孩子有好的脾气和性格，家长要做出行为示范，从自身做起，从现在做起，和孩子一起努力，改正不好的行为。当家长下定决心改正时，孩子的改正也就不那么难了。

为孩子塑造好的家庭环境

很多家长有个误区，就是孩子有了抽动症，就拼命想办法借助外力立即治愈。欲速则不达，这样做的后果往往是不理想的，不仅会浪费金钱，而且也会推迟孩子康复的时间。相反，家长应把更多的时间放在反观自身上，找出自己存在的各种问题，塑造好家庭环境，让孩子感受到家庭的温暖与和谐。对孩子的各种错误和不足要宽容以待，留出足够的时间让孩子慢慢进步。

让孩子学会控制自己的情绪

虽然提倡孩子有了情绪就要发泄出来，但并不意味着总是让孩子这样做。适当的方法是：让孩子发泄完情绪后，耐心给孩子分析一下他这样做的得失，有哪些不对的地方，让孩子意识到自己的不足；告诉孩子，下次遇到类似的事情，应该怎么想，怎么对待，怎么处理，而不仅仅是发脾气。也许孩子不能很快改变，家长要耐心地进行引导，让孩子慢慢学会控制自己的情绪，处理自己的情绪。要让孩子明白，真正疏解自己的情绪，还是要靠自我的心理疏导，要学着想得开、放得下、不在乎，遇事多想办法，而不是用情绪解决。

一个孩子能否达到身心平衡，一个重要的衡量标准就是遇事能否保持心态平和。所以，孩子的心灵成熟和心理修炼是一个长期的过程，需要家长和孩子共同努力。

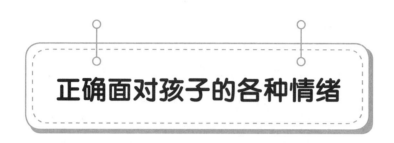

正确面对孩子的各种情绪

▶ 抽动症儿童出现哭闹应如何处理

首先患儿家长或家人要保持平静，千万不能因为患儿抽动症状的波动，患儿的哭闹、情绪波动等而感到心烦意乱、焦虑不安。先要分析了解一下抽动症儿童哭闹的原因，再"对症下药"。

因抽动症状使患儿感到不适而出现哭闹

比如有的患儿觉得颈部僵硬不适而频繁摇头，还有的患儿觉得喉部痒、干、涩而频繁发怪声，这些身体的不适经常困扰着孩子，使患儿情绪波动而出现哭闹。由于抽动症有症状易反复、波动的特点，应激压力（课业繁重、考试前紧张等）、躯体疾病（感冒发烧等）等原因会让抽动症状加重，也可能使患儿感到厌烦、苦恼而出现哭闹。针对这样的原因，家长应对患儿进行积极的治疗，尽快缓解抽动症状，以减轻抽动前后带来的身体不适，同时进行心理疏导以缓解患儿烦躁、紧张、焦虑的情绪，帮助患儿以积极的态度来面对抽动带来的问题和困难。

由于抽动症的共病引起的情绪波动

抽动症往往与注意缺陷多动障碍、强迫障碍、焦虑障碍（包括分离焦虑、社交恐怖症、单纯恐怖症等）、抑郁障碍、学习障碍、品行障碍等其他精神障碍或心理疾病共病。这些共患疾病往往有"哭闹"的表现，比如注意缺陷多动障碍的患儿情绪较敏感，自我情绪调控能力不佳，当受到批评或要求没有即刻满足都会出现哭闹、生闷气等表现；焦虑障碍的患儿显得烦躁、易紧张，也可表现为哭闹；抑郁障碍以情绪低落、兴趣减退为主要症状，也可出现伤心哭泣等。遇到共病引起的哭闹，在治疗抽动症的同时，也应对共患病进行积极干预，以缓解症状。

由于对药物治疗有抵触情绪而引起的哭闹

抽动症儿童往往对疾病的诊疗缺乏了解，同时孩子与生俱来对服药存在抵触，造成孩子不愿接受药物治疗或不配合治疗，而引起哭闹的表现。有些患儿能接受药物治疗，但药物可能引起的不良反应，比如硫必利可能引起嗜睡，氟哌啶醇可能引起坐立不

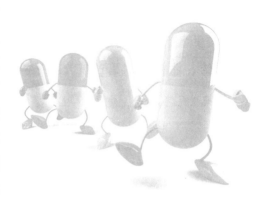

安等，都会使患儿对服药产生抗拒心理而出现哭闹。这时候家长可以与患儿一起学习抽动症的科普知识，向专科医师咨询获取信息，让患儿全面地了解抽动症，一起分析治疗的利弊，消除患儿对药物治疗的顾虑，使他们更积极地配合治疗。若服药出现不良反应，家长也不必惊慌，可向专科医师反映病情和治疗情况，调整治疗方案，比如换用其他药物治疗，同时还可以合并非药物治疗，以增加患儿对治疗的依从性，缓解其情绪。

▶ 如何让抽动症儿童冷静下来

当孩子情绪烦躁，出现明显发脾气或攻击行为时，应该冷处理，也叫暂时隔离。暂时隔离实施时注意以下原则。

全家大人意见要一致

避免妈妈正在对孩子实施冷处理，爸爸却跑过去安慰孩子。

简单解释隔离原因

冷静地、简单地解释隔离原因，不要复杂地唠叨说理。例如可以对孩子

说："你一直大吼大叫，需要暂时隔离一段时间。"

隔离场所要安全

隔离场所首先要注意安全，例如在空旷角落里放置一把椅子，或者家里某个安全的房间，例如有些家庭的卫生间或储物室可能符合要求，可以称之为"冷静椅"或者"冷静室"。如果孩子年龄太小（如学龄前），那么尽量不要让孩子脱离大人的视线，以防发生意外。

肢体、眼神接触要少

如果孩子不配合，一直闹腾，甚至跑过来像考拉一样抱着大人不撒手，那么这时候需要通过尽量少的肢体接触来让孩子待在某个地方。

避免安抚，避免说理

暂时隔离期间不搂抱，不安慰，不说理，不斥责。总而言之，保持尽可能少的肢体、眼神接触和语言交流。

一岁隔离约一分钟

但是有三种特殊情况：3岁以下的孩子不建议采取暂时隔离；10岁以上的孩子隔离10分钟即可；如果隔离时间内孩子不能恢复平静，那么隔离时间需要坚持到孩子冷静下来后，继续保持至少2分钟。实施暂时隔离时，可以给孩子提供计时器或沙漏，一方面是帮助孩子知道大概需要被隔离多久，另一方面，很多孩子看着沙漏会更容易平静下来。

简单总结隔离原因

避免发怒或斥责孩子，简单平静地告诉孩子暂时隔离的原因即可。

隔离结束重回活动

暂时隔离之后，该做什么做什么。尤其如果表现出了正向、良性的行为，需要及时表扬。家长要避免一直陷在被孩子闹腾的生气、崩溃、挫败、烦躁的情绪中，需要及时调整好自己的情绪。

孩子有抽动症，要不要告诉老师

有家长总是担心孩子在学校会不会压力大，抽动会不会变得更加严重，所以就想着把孩子有抽动症的事情告诉学校的老师，让老师给予孩子一些特殊的照顾。但是又怕告诉老师后，影响孩子和同学的交往。最终表现得非常矛盾，不知道如何是好。

其实，在治疗抽动症方面没有什么绝对的答案。因为每个孩子的家庭环境不一样，再加上每个孩子的致病因素不一样、身心素质不一样，这三个不一样决定了每个孩子的应对方式也是不同的。在遇到各种难题时，别人的经验只能供自己的孩子参考，具体该怎么做，只能自己去做决定。所以，每个试图从别人那里获得答案的做法都是徒劳的，因为别人并不了解你孩子的具

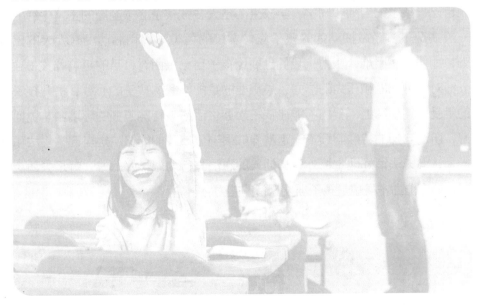

体情况，更不知道孩子生病背后的各种原因。即便别人给你建议，也不一定适用。最了解自己孩子的，其实是家长自己。很多家长不知道怎么应对，只能说明家长没有认真去了解抽动症，认识抽动症。当充分了解抽动症的相关知识后，再结合自己孩子的情况，基本就知道该怎么应对了。

▶ 很多担心是多余的

总有一些家长面对抽动症过分焦虑，整日提心吊胆。家长的过度担心对孩子没有任何好处，家长的任何情绪，孩子都是能够感受到的。家长不可能天天照顾着孩子的一切，这样不仅家长身心疲惫，而且孩子也感受不到快乐。孩子在学校过得怎么样，家长是能够观察出来的。如果孩子自己没有觉得有什么问题，那么一切都不会是问题。即便有些问题，我们也要尝试放手让孩子自己去解决问题。如果孩子实在解决不了，或者求助家长时，家长再来考虑如何帮助孩子来解决。

▶ 不要让别人区别看待孩子

家长尽可能不要让别人把你的孩子当成不正常的孩子来看待，包括家长自己、孩子的老师和同学。学校生活是大多数孩子必须经历的正常生活。一般情况下，轻微抽动症的孩子应付学校的各类学习和活动没有太大的困难，即便有些困难、压力，我们也要让孩子自己去面对，目的是培养孩子独立面对各种问题和压力的能力，最重要的是能够锻炼孩子的心智，提升孩子的承受力。事实上，我们不能让孩子永远生活在被特殊照顾的环境中。更何况，所谓老师的特殊照顾不一定就能够很到位。我们能够决定自己的想法和行为，但无法很好地掌控外界其他人的想法与行为。最好的方式就是去适应它，适应能力本身也是孩子需要具备的能力之一。

◎ 根据孩子的具体情况而定

作为家长，要观察孩子在学校的表现，了解孩子的心理，看看孩子有没有你所担心的问题。一般情况下，作为小朋友的同学们，多数是不会太关注身边同学一举一动的。所以同学们的看法不需要太过担心，即便是同学们对自己的孩子有些看法，童言无忌，依然不需要过于在意。对于孩子的老师，班级的同学很多，他们的工作重心依然是讲解好课堂知识，并维持班级基本的秩序，也不可能关注到班级的方方面面。尤其是幼儿园的孩子，定性不足，大喊大叫、动作多样属于正常现象，老师的耐心和接受度会比较高。如果你的孩子不是过于突出，一般不会引起老师的格外关注。所以，如果不是老师找到家长，家长完全没有必要去自找麻烦。即便是孩子被发现有抽动行为，我们依然本着让老师忽视的原则来处理。当然，如果确实影响到课堂秩序，让老师定义为不正常的孩子，还是需要给老师好好解释的，同时老师要给予足够的耐心，让老师相信你的孩子很快就能够恢复到可接受范围内。其实，只要方法得当，抽动症孩子基本上不会影响学业，太多的孩子都证明了这一点，家长们完全不需要对此过于担心。

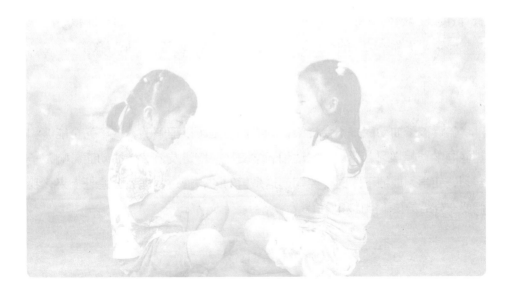

很多家长会发现，当孩子临近期末考试，抽动症状就会突然加重。这与他们的压力、情绪，以及内向、敏感的性格有着密切关系。临近考试，高强度、快节奏的学习生活，正常的孩子都免不了内心焦虑、紧张，更何况是敏感的抽动症孩子。再加上周围人不理解、嘲笑，抽动症状不但不会变轻，反而会加重。

而且抽动症有个特点——波动性。它的症状轻重，与心理精神因素密切相关。较常见的加重因素包括感冒、伴发感染、情绪紧张、压力过大、焦虑、生气、惊吓、激动或疲劳、被人提醒、看刺激性影视剧、打游戏时间过长等；常见减轻抽动的因素包括放松、情绪稳定等。作为抽动症孩子的家长，一定要了解抽动症的这些特点，才能更好地帮助孩子、指导孩子。

▶ 树立良好正确的认知

告诉孩子抽动症并不会传染，同学们也是可以理解的，孩子完全能够和其他同学一起学习、活动，主动和同学交往，增进友谊。当抽动症影响孩子学习，使学习成绩下降时，要知道这是暂时的，通过调理后会追赶上来，我们要充分给予孩子自信和勇气。

▶ 松弛训练

松弛训练法就是通过让孩子放松和呼吸调节，使紧张的肌肉放松下来，从而达到减轻抽动的目的。在开始松弛训练之前，先引导孩子以自己觉得最舒适的姿势靠在沙发上，闭上眼睛。然后将注意力集中到头部，咬紧牙关，使两边面颊处于紧张状态。1分钟后再将牙关松开，这时咬肌就能产生完全放松的感觉。做完这一系列动作后，引导孩子将头部各肌肉都放松下来。

▶ 重视孩子的心理素质培养

很多抽动症孩子随着年龄的增长都会伴有一些情绪和行为问题，比如暴躁易怒、强迫行为、攻击行为等。如果孩子拥有良好的心理素质，就可以帮助他自如地应对压力，克服情绪问题。家长也要帮助孩子养成良好的生活习惯，早睡早起，锻炼身体。及时给予心理上的支持。同时，家长自己也要注意减压，避免将焦虑、忧心的情绪传递给孩子。要努力给孩子创造一个健康、利于成长的环境。

▶ 注重孩子的性格培养

抽动症的孩子大多性格内向、胆小所以培养孩子活泼开朗、积极向上的性格，对于更好地调理抽动症非常重要。

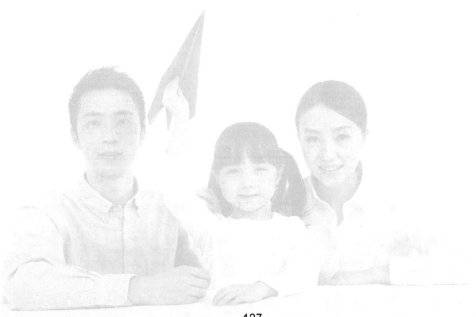

要不要批评抽动症孩子

很多抽动症孩子脾气暴躁，难以控制自己的情绪，如果家长不能加以正确地引导，反而批评、责骂孩子，这会对抽动症患儿的心理产生不利的影响，会直接导致孩子抽动症状的加深加重。

▶ 坚持正面教育

抽动症孩子需要表扬和赞美，需要鼓励。作为家长，不要吝啬你的表扬、赞美和鼓励，这样可以激发抽动症孩子的荣誉感和自信心，帮助抽动症孩子解开思想上的疙瘩，引导孩子知错就改。对抽动症孩子多些肯定、少些批评、多些表扬、少些挖苦、多些奖励、少些惩罚，这是每个抽动症孩子家长必须树立的观念。

▶ 多些宽容

一般正常儿童在生活中犯错误都很频繁、正常，更何况是抽动症患儿呢。对抽动症儿童要有一颗宽容之心。当然宽容不是没有原则，更不是放任自流，而是从实际出发，依据抽动症孩子的心理、生理特点，循循善诱，因势利导，让抽动症孩子在和谐的气氛中接受教育，反思自己，认知事理，从而自觉主动地改正错误，克服抽动症对自己的影响。

培养自信心和承受力，缓解抽动症状

抽动症儿童从小就会受到来自生活中的各种压力，也常会显得茫然无措，时间久了，孩子的自信心会受到影响，因此家长们要注意从小培养其自信心。自信心是一个人对自身力量的认识和充分估计，也是一个人克服困难、自强不息、取得成功的内在动力。爱因斯坦曾经说过"谁有了自信谁就成功了一半"。幼儿期是个性品质可塑性较强的时期，从小培养幼儿相信自己的信念，无论是对个体的身心健康发展，还是提高群体素质，都有不可低估的作用。孩子的自信心与父母对孩子的评价和期望有着密切的关系。

▶ 多给孩子锻炼的机会

孩子的成长速度是很快的，每一天都在发生变化。有的家长总是认为孩子还小，尤其多发性抽动症的孩子能力较差，因此过多地干涉孩子的生活，凡事大包大揽，久而久之就会使孩子的各种能力真的变弱了。所以家长应多为孩子提供锻炼的机会，要经常告诉自己的孩子，他们不但有能力把眼前的事情做好，而且完全有能力处理生活中出现的各种难题。

家长可以在日常生活中让孩子从生活自理开始，多鼓励孩子做力所能及的事，如帮父母买东西、扫地、擦桌子、洗自己的袜子等。父母应对孩子进行适当的指导及鼓励，帮助孩子完成目标，这也是培养孩子自信心的好方法。

▶ 挖掘孩子的优点

家长对多发性抽动症的孩子有积极的评价，并且认可孩子的良好表现，孩子的自信心就会增加；反之，如果家长对患儿失去信心，孩子自信心的支柱就会被摧毁。每个孩子都有自己的特性和优点，家长应多观察孩子，发现孩子身上的闪光点，在孩子表现好的时候多多表扬他鼓励他，让孩子在家长的不断肯定中建立自信心。

▶ 让抽动症儿童体验成功的喜悦

正常的孩子常能获得成功的积极体验，很少产生过分沮丧和自卑的情绪，而多发性抽动症的患儿成功的体验较少，容易受到同学的嘲笑，自信心容易受伤。所以家长要注意为孩子创造能够充分表现自己和体验成功的机会，如家长在家和孩子做动手动脑游戏，先从简单的开始，让孩子先体验成功，树立信心；又如在与家长进行比赛性质的游戏中，家长故意输给孩子，让孩子体验成功。但家长在帮助孩子初步获得成功体验的同时，要逐步提高要求，由浅入深，由易到难，使孩子不断提高能力，获得更大的成功，从而增强自信心。

▶ 教会抽动症儿童面对挫折

多发性抽动症儿童在生活中遭遇挫折是常有的事，如果处理不好，就会伤害孩子的自信心，时间长了，就会使孩子丧失信心，自暴自弃。家长应教会孩子从另一个角度去考虑问题。任何事物都是有好有坏的，应该让孩子了解到每个人都会面临一些失败和挫折，而且失败和挫折是不可避免的，还要让孩子知道，失败是例外、是过程，成功是必然的、是最后的。家长应鼓励孩子勇敢面对失败，在下次挑战时仍愿意付出努力，久而久之，孩子才会养成乐于尝试、勇于克服困难、敢于面对挫折的心理品质，树立自信心，提高心理承受能力。

◉ 家长要注意自己身教言传

孩子如果知道自己的父母在努力学习、工作，而且言行一致，并常常取得成功，便会对自己生活的环境充满自信，从小立志成才。

◉ 尽量与孩子平等对话

家长不要以居高临下的姿态对待抽动症孩子，那样在某种程度上会伤害抽动症孩子的自尊心，从而加重孩子的抽动症状。更可能导致抽动症孩子丧失进取心甚至抵制治疗。

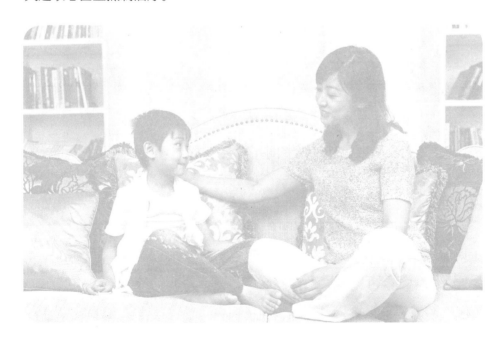

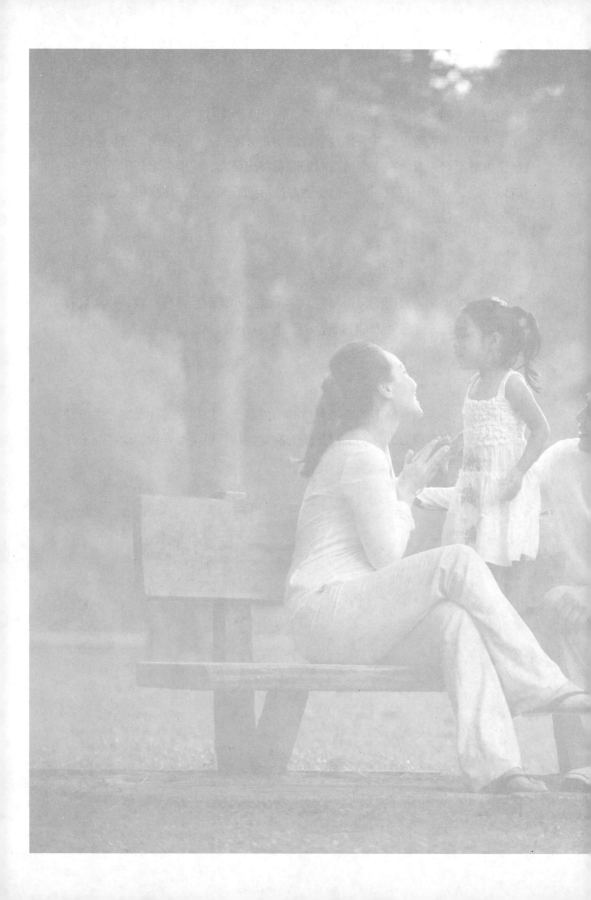

Part 5

父母是抽动症孩子
最好的保健医生

良好的家庭环境有利于抽动症的康复

孩子自己的身心状态是决定抽动症能否康复的最关键因素，但我们依然不能忽视家庭环境对孩子身心状态的影响。不良的家庭环境作为外在因素，不仅会引发抽动症，而且对孩子抽动症能否康复有直接的影响。很多家长一直把重心放在孩子身上，认为自己很关心孩子，一直想办法让孩子开心，但孩子的抽动症状依然反复，总不能彻底康复。这时候就要考虑家庭环境的因素了。

▶ 孩子身心素质是家庭环境的总体反映

家庭环境是孩子生存的土壤，孩子长成什么样子，首先取决于他从家庭环境的土壤中吸取到怎样的养分。孩子得了抽动症，排除一些意外因素（如孩子受到了突然的惊吓等），我们大概率可以判断，孩子成长的家庭环境也可能是存在问题的。作为孩子的父母，要考虑自己的生活习惯、性格、行为方式以及教养方法是否有问题。孩子的性格怎样，大部分是家庭塑造的。家长开朗、乐观，孩子大多数情况也是开朗、乐观的，反之亦然。

▶ 抽动症孩子需要温暖的家庭

家庭不在豪华，而在是否拥有温情，是否舒适、安心。有温情的家庭每个人都乐在其中，长辈觉得和孩子们在一起就是一种幸福，哪怕是粗茶淡饭；夫妻也会非常顾家，下班后愿意回到家中，与家人在一起，为家庭付出；孩子喜欢自己的父母，愿意把自己的心里话讲给父母听。一个温暖的家庭，对我们每个人都是最好的治愈良药。对抽动症孩子来说，我们很难依靠他通过自我的修炼自然而然地走向康复。既然如此，不如父母与孩子一起努力，共同进步，通过塑造温暖、有爱的家庭环境，让孩子更好地成长，身心更加健康。

● 孩子表现出问题是希望被看见

孩子如果受到伤害，就会表现出问题，如强迫症、闹脾气等。这其实是基本的自我防御、自我保护、自我拯救，这就跟一个人难过了会伤心、会哭，烦躁了会发脾气一样，是最基本的反应和表现。如果此时家长忽略了孩子的表现，看不见孩子的状况，只关注孩子有没有达到自己的标准，对孩子的伤害只会更大。有多少孩子出自本能地表现出问题，发出求救信号，却遭遇到家长头脑中固定思维的伤害。表现问题是孩子自救的信号，孩子只是通过这种方式希望被家长看见，获得双方身心和情感的连接，从而在爱的滋养下修复创伤。

● 家庭环境取决于父母的好心态

家庭中最核心的角色是夫妻双方，有孩子的家庭里，夫妻双方可谓是上有老、下有小，这时候拥有一个好的心态是非常关键的。比如孩子得了抽动症，父母马上就心理崩溃，孩子会是什么感受呢？孩子最依赖的就是自己的父母，他们能在这个世界上生活，都是父母给予的保障，当父母都惊慌失措了，孩子的内心一定是更加紧张不安的。反过来，如果父母并不觉得抽动症有什么，用积极、乐观的心态来面对，把自己的家庭塑造得和谐、温暖，孩子幸福地生活在其中，一家人其乐融融。全家人心态都积极向上，孩子的心态必然也是积极向上的。全家人共同努力，也会让孩子变得更加从容。

家长要克服对抽动症的恐惧心理

在很多家长眼里，抽动症非常可怕。因为大部分家长认为，抽动症没有特别好的治疗方法，害怕孩子终生不能治愈，孩子好不了，自己的人生也看不到希望，所以他们内心会充满恐惧和担心。正是这样的恐惧心理，让自己天天战战兢兢，不能进入正常的生活状态，不仅影响自己，而且影响孩子的成长。因此，克服对抽动症的恐惧心理是十分必要的。

▶ 抽动症本身不可怕，可怕的是内心的偏执

抽动症是比较常见的儿童精神类疾病，也是在现代才被认定的一种疾病名称。过去，我们会把孩子的抽动当成一个不好的习惯，很多孩子在成长过程中也就慢慢自愈了，即便没有自愈，孩子也就是有点小的缺陷，比如会不自觉地眨眼睛，无意识地摇头、点头、仰头等。这样的成人在我们生活中也很常见，而且他们并没有影响到自己的生活，也没有影响到自己的事业。所以，大部人的经历已经表明，抽动症并不可怕。平常心对待，其实在某种程度上来说，是抽动症孩子自愈的最佳方式。

抽动症本身不可怕，真正可怕的是对抽动症恐惧的心理负担和不合规的治疗。有些父母总是认为，孩子生病了就要吃药、治疗，只要孩子还在抽动，就要想各种治疗办法抑制住抽动，直到再也看不到孩子抽动为止。正因为如此，本来不是大问题的抽动症，硬是被视为大的问题，最终孩子在各种治疗中抽动症状并没有得到改善，不仅花费了很多的金钱，而且孩子身心都受到一定的影响，增加了抽动症康复的难度。另一方面，有些父母纠结于孩

子的抽动，只要孩子一出现抽动就开始恐惧，自己沉重的心理负担和强烈的负面情绪涌现不止，这种状态同样影响了孩子的内心和情绪，甚至让孩子感到害怕，因为孩子不清楚，为什么自己的抽动会对家庭造成如此大的影响，他们就会担心、内疚。好的心态是成功的一半，这样的心理负担完全没有必要，抽动并不会因为自己的恐惧、焦虑而有所改善。

▶ 既来之，则安之——正确对待抽动症

家长的恐惧来自对抽动症的认知缺乏，根源在于对未来的不确定：不知道孩子的抽动症能不能好，会不会变得更差。未知导致我们产生担心、焦虑、胡思乱想和恐惧的心理，这种恐惧如果一直得不到有效缓解，那往往还会影响到身体健康甚至周围的人。当我们不知道抽动症是怎样的疾病时，只能去求助医生，开始出于对医生的信任，也许会有所缓解，但是当一段时间后，发现抽动症病程时间长，易复发，家长又会再一次不知所措，产生新的恐惧。然后到网络上搜索各种各样有关的抽动症信息，由于存在各种各样的言论、观点，让很多家长更加无所适从，进一步增加恐慌的情绪。

恐惧解决不了任何问题。越是在困难的时候，人越需要冷静。当家长得知孩子有抽动症，或者孩子抽动复发后，要学着接受这一切，不抗拒、不害怕，勇敢而坦然地面对。正所谓"既来之，则安之"，家长要明白，任何事情都不会无缘无故地发生。孩子的抽动实际上是多种因素长期作用的结果，也是身体的一种反馈和警示。家长需要冷静地了解：为什么孩子会出现这样的抽动？家庭里面有哪些致病的原因？我们又该如何把这些原因给去除掉？这就需要家长不断地去反思，采用正确的养育方式对待孩子、教育孩子。

解铃还须系铃人。家长要加强学习，正确认识抽动症，找到抽动症发生、发展的规律，为孩子寻求正确的康复之路。

父母尊重孩子，利于抽动症的康复

　　中国的父母都有一个特点，就是对待小孩子非常好，可谓无微不至，吃喝拉撒睡，包管孩子的一切。这样做最大的危害是孩子自己的独立性变差，总是会依赖父母；但最容易被忽视的是：父母在这个过程中掌管了孩子成长的权力，父母对此也理直气壮，总是认为小孩子啥事都不懂，要多听大人的话。父母通过自己对孩子的照顾，赢得了自身的家长权力，同时，由于自身的生活经历，面对孩子时拥有了较强的权威意识。

　　孩子虽然小，但他们也是一个独立的生命个体。作为一个小的生命，经历一些风吹雨打并非坏事，这反而会让他的生命力更加旺盛。真正容易出

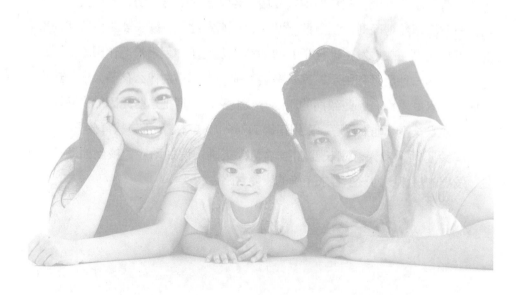

问题的，多是那些温室的花朵。所以，他们有资格按照自然的状态成长，有必要按照自己的想法和能力去探索这个未知的世界。父母只能作为旁观者和协助者，绝不能成为主宰者。尊重孩子的独立性和成长规律，是我们对待一个鲜活生命的应有态度。孩子的内心非常渴望得到这份尊重，一旦没有了尊重，孩子的成长规律就被打乱。如果孩子生活中总是被控制，找不到自我，不能决定自己的事情，那么，他们可能会选择反抗或者自暴自弃。最重要的是，在这个过程中，家长体会不到孩子内心的那份痛苦和挣扎，反而依然在旁边指指点点。为什么那么多的孩子有抽动症？其中一个原因就是孩子的自主意识受到了严重压抑，当孩子自己想做而又不敢去做的时候，心灵是扭曲的，如果长期处于这样的状态，身心之间出现失衡也就成为了必然。父母之所以愿意控制孩子，一个根本的原因就是没有学会尊重孩子。

大家生活中可以去了解和观察，凡是那些非常自信的孩子，背后大多都有比较开明的家长。开明的家长都有一个共同的特点，就是能够尊重孩子、包容孩子。只有在这样环境中成长起来的孩子，才会阳光、自信且有活力。这样的孩子才能活出自我，在生活中不会有太多的担心，容易拥有乐观的情绪。最重要的是，总是受到父母和别人尊重的孩子，他们拥有成长的内在动力和自我主体意识，今后面对困难时，这样的孩子更偏向于自己去想办法解决。

尊重孩子，不是说不讲规则和原则。首先，生活中处处有规则和原则，所以说，生活就是教育。在家庭里，父母的一举一动，为人处世方式，个人的行为习惯，都无时无刻不影响着孩子。一个不尊重他人的家长，他们培养出来的孩子也不会尊重别人；一个暴力的家长，他的孩子遇到事情也喜欢用暴力的手段解决。对孩子有真正影响的是家风、家教，是父母的修养和品行。家长做好自己，何愁孩子做不好？

还想强调的是，我们尊重孩子，更多的是体现在态度上，用平等的姿态与孩子沟通、交流，而不是用家长的权威去压制孩子。生活中，我们依然可以给孩子讲规则、立规矩，并且要想办法让孩子自觉去遵照制定的规则，让孩子知道这些规则是有必要的，也就是知情同意原则，而不是强加于孩子。如果孩子做不到，必要的惩罚措施还是要有的。相比制定规则，培养孩子的好习惯更加重要。尊重是彼此双方的事情，当你尊重孩子的时候，也是在变相地给孩子提了一个要求，就是他也要尊重你，让孩子明白，生活中尊重是相互的。大家要相信，你所有的尊重和爱都会以另外一种方式在不同的阶段回馈给你，相信付出总会有回报。

总之，尊重是一种美德，是一种好的行为习惯。尤其是抽动症孩子，他们的内心敏感脆弱，需要得到家长和社会的尊重。

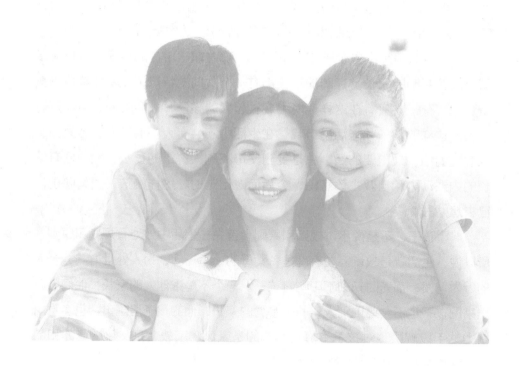

不一样的孩子需要不一般的父母

做父母不易，做一个抽动症孩子的父母会更难。

父母首先要善于反思自己，找到自己性格上的不足，生活和工作中存在怎样的错误行为，在养育孩子上有哪些做得不够，敢于正视自己的缺点、不足和错误行为。如果消极回避，则一切无从谈起。

其次要调整好自己的心态，不要停留在悔不当初的情绪中，与其内疚自责，不如如梦初醒，奋起直追，用自己的行动来弥补自己的过错。更何况，人非圣贤，孰能无过。接受不完美的自己，接纳抽动的孩子，心态上家长要从崩溃走向正常。

再次，要注重提高自己的心性和承受力，试想自己作为一个成人的承受力尚且有限，我们如何让一个孩子变得无畏呢？提升自己是必要的，要相信自己的每一个经历，只要能够顺利度过，都是一次成长，都是一次历练。要学会处理复杂的矛盾，学会面对艰难的环境，尝试让自己的家庭和睦起来、幸福起来。在生活的磨练中，让自己不断成长，成为更加优秀父母。用自己的行为追求好的结果，这样才能收获喜悦。

最后，要善于学习，掌握合理的生活技巧。抽动症的相关知识要学习，育儿的知识更要学习，工作要学习，家庭生活也需要学习。只有不断学习，才能掌握生活的技能，认识到生命的真谛。

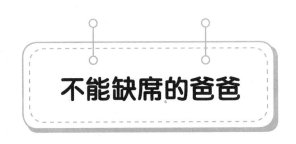

不能缺席的爸爸

在家庭教育中，父亲是孩子的榜样，父亲的性格往往决定着孩子未来最终的走向和所能达到的高度。在父爱中长大的孩子，有很强的安全感，自信阳光，敢于突破自我，更容易获得成功。所以，作为一个父亲，不能不对自己提出要求，个人的行为和品德不仅仅关系到自己的事业，而且还影响着下一代。

在这个世界上，伟大的父亲有很多，如果综合起来，他们会有下列共性和规律，值得我们参考学习。

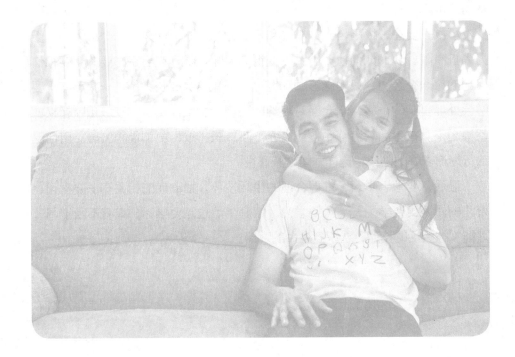

第一，有责任心。这是一个父亲必备的素质。一个有责任心的父亲才能承担起自己该做的一切，扛起生活中的重担，解决遇到的各种困难。有责任心就会严格要求自己，在照顾好自己家庭的同时，也能为社会做出力所能及的贡献。

第二，有爱心和奉献精神。爸爸的爱和妈妈的爱不一样，爸爸的爱往往是无言的爱，更多的是行为上的付出和奉献，有人形容为"父爱如山"，我想这是恰当的。山就是依靠，爸爸是妈妈的肩膀，是孩子的靠山；山就是成全，乐意牺牲自己，成全孩子的希望和愿望；山就是家庭的顶梁柱，任何困难都由山来顶住。

第三，温润如玉。这是对一个理想爸爸性格的描述，也是古人对君子的形容。温润，就是平和、低调、内敛，使人感到亲切、柔和。一个具有这种品性的人，拥有内在的气质风度与修养内涵，生命的状态呈现出一种成熟的温润，这正是中国文化所推崇的谦谦君子。他心中有别人，容得下别人的好，能够换位思考，共情别人的感受。

第四，积极有为，向阳而生。顶天立地大丈夫，有着内在的阳刚之气，能够征服人性弱点，拥有旺盛的生命力和坚强的意志，充满向上、向善的动力，在成全别人的同时，也会成就自己。在家庭里，爸爸的积极有为和乐观向上会让家里充满生机，变得更加美好幸福，给孩子树立好的榜样。

做一个好爸爸并不容易，一个前提就是让自己优秀起来，自己拥有好的行为和道德品质，给孩子和家人做好示范，这样爸爸说的话才有分量，否则，连自己都管不好，如何去说服别人？一个人只有自重，别人才会尊重你。当你自己做好了，就可以慢慢在家庭里树立正确的行为规则意识。

抽动症孩子更需要高质量陪伴

当一个人弱小的时候，他需要有人陪伴在左右。所以，小孩子需要大人来陪伴，而且我们也愿意去陪伴，一是小孩子自己还不具备应付各种问题的能力，陪伴才会让我们放心；二是陪伴本身也是在帮助和促进小孩子成长。我们每个人都是在父母的陪伴下成长起来的。同样，当我们的父母老去，也需要我们的陪伴；当我们自己老去，也会需要我们的孩子来陪伴我们。

对一个孩子来说，成长中的陪伴经历，不仅是他一生难以忘却的记忆和体验，对于性格塑造和身心健康也有着重要影响。有些孩子出生后就离开父

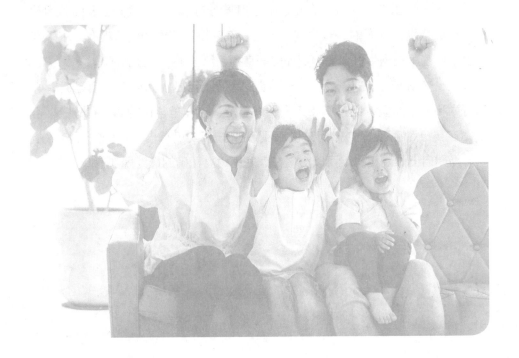

母，要么被别人收养，要么交予长辈照顾，这样的孩子一生中都会处于缺乏父母关爱的状态，在与别人相处中，不能很好地处理人际关系。有些孩子在幸福和谐的家庭中成长，父母温暖的陪伴，让这样的孩子不仅身心健康，而且更加富有活力，充满自信，积极向上，长大后也会拥有更强的幸福感。陪伴对一个孩子就是这样的重要。

▶ 高质量陪伴要走进孩子的心扉

说到陪伴，大多数人以为和孩子在一起就是陪伴。和孩子在一起仅仅是陪伴，而不是高质量陪伴。现在的人们，由于生活节奏越来越快虽然天天在一起，但是心灵的距离却是越来越远。比如一家人在一起吃完饭后，没有相互沟通和聊天，而是沉浸在自己的世界中，老人去看电视，夫妻双方都在抱着手机，小孩百无聊赖地玩自己的游戏。这种场景在生活中越来越常见。到最后，我们越来越缺少交流，越来越不知道对方心里的想法。虽然我们和孩子天天在一起，但孩子一样还是感觉到孤单，因为我们作为父母并没有真正走进孩子的内心。

其实，真正的高质量陪伴应该是情感的投入，虽然彼此没有时时刻刻在一起，但是依然有那种可以信赖依靠的温暖感觉，感受到父母与孩子相互陪伴的天伦之乐和幸福之情。高质量的陪伴应该是用心地陪伴，心与孩子在一起，体会着孩子的所思所想，要用自己的耐心和付出，让孩子感受到温暖，让孩子愿意向父母倾诉心里话。有了这份信任和情感的长期投入，我们也就走进了孩子的心扉。如此才是高质量陪伴的第一步。

▶ 高质量陪伴要回应孩子内心的需要

孩子在成长过程中，非常需要父母的陪伴。这种陪伴不仅仅是物质支持，还需要更多的情绪支持。让孩子从小在充满爱的家庭中成长生活，才会内心更坚定、生活更独立。

　　孩子在小时候得到的爱越多，长大后他也就越不愿意处处依靠父母，更愿意自己去探索这个未知的世界。为什么这么多的抽动症孩子都缺乏安全感？与父母缺乏高质量的陪伴不无关系。

　　在陪伴过程中，我们忽视了孩子内心的需求，我们没有真正满足和回应孩子的需要。孩子找父母的时候，都是有着自己的需要的，面对孩子真实而又合理的需要时，我们一定要及时回应孩子，满足孩子。当孩子胆小怕事时，我们要告诉孩子，父母在他身边，耐心地陪伴着他，让他感觉到这个世界很安全；当孩子愤怒发火时，父母应该允许孩子发泄情绪，发泄完后，我们要与孩子沟通，了解孩子为什么生气，告诉孩子遇到类似的事情该如何处理。

　　当孩子遇到困难想要退缩时，父母应该积极鼓励孩子，适当提供必要的帮助，让孩子慢慢学会自己独立应对；当孩子伤心难过时，父母应该坚定地站在孩子身边，告诉孩子一切事情没什么大不了，父母永远是他们的坚强后盾，让孩子尽情地去进取，去做自己喜欢做的事情；当孩子非常无聊而没人陪伴时，我们要拿出时间来，给孩子讲有趣的故事、讲开心的笑话，陪孩子一起做游戏，培养孩子高尚的情操和兴趣。

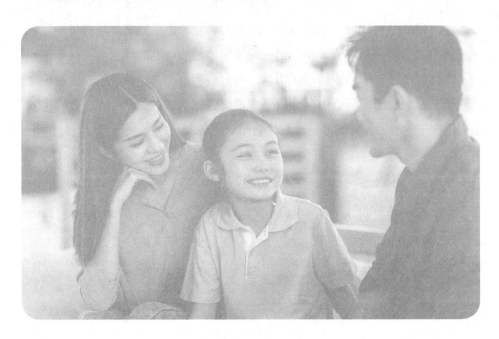

▶ 高质量陪伴不是讨好孩子

　　有些父母虽然在孩子身边，但他们并不知道孩子需要什么，而是按照自己的情绪和想法去陪伴孩子。这样的做法其实是自我甚至是自私的行为。有些家长闲着无聊，有事没事去逗孩子，这样做也是对孩子的不尊重，而且本身也是浮躁心理的外在表现。有些家长知道自己孩子患有抽动症后，开始母爱泛滥，溺爱、讨好孩子。本该孩子去做的事情，自己总是替孩子来做。把自己的孩子当成玻璃瓶一样，就怕不小心摔碎了。这样做完全没有必要，这种讨好的心理和溺爱的方式，就会给孩子带来更大的伤害，让孩子在人格上无法独立和健全，甚至无法正常融入社会，最终孩子很可能一生一事无成。还有就是孩子本身没有需要时，父母非要介入孩子的生活，比如孩子自己玩游戏时，父母非要打断游戏去跟孩子讲话，要么非得要陪孩子一起玩，这样反而会破坏孩子的专注度和注意力。还有些父母，为了让孩子的抽动症更快康复，辞去工作，专心陪伴孩子，为此付出了过多的时间和精力，比如带孩子玩耍、四处旅游，让孩子放松心情，却完全放弃了自己的工作和生活。

　　这是为了陪伴而陪伴，这样的陪伴并不是孩子真需要的，也不是正常的生活状态。所有的陪伴都应该是正常生活状态下的陪伴，父母做自己该做的事情，孩子做孩子该做的事情，该玩的时候玩，该学习的时候学习，该放松的时候就去旅游度假，所有刻意的陪伴都不是高质量的陪伴。与孩子交往过密、过多的付出，反而会成为孩子的负担。

▶ 高质量的陪伴应让孩子不断变得优秀

在陪伴孩子的过程中，我们能够发现孩子的缺点和不足。对此，我们虽然不能操之过急，但也不能放任不管。当孩子无理取闹时，我们要让孩子知道这样做是不对的，要让孩子慢慢具有规矩意识，让他知道什么该做、什么不该做。能不能培养好孩子，父母的责任很大，首先父母要有一定的是非观，并且能够做到以身作则，这样孩子才能容易发现自己的缺点并改正。高质量陪伴就要有这样的唤醒意识，要让孩子慢慢发现自己的不足，并想办法克服。

高质量陪伴有利于抽动症孩子的康复。我们要让自己的陪伴变得更有价值，陪伴的目的是满足孩子的需要，促进孩子的成长。